養生經典系列

《飲食須知》

飲食宜忌的專著

飲食寶典

錢超塵 主編

【元】賈銘 撰

張如青 丁媛 評注

元健出版

目錄

〔前言〕

賈銘（約一二六九－一三七四），元代養生家。字文鼎，號華山老人。海昌（今浙江海寧）人。元末曾官萬戶，「資雄海上，好賓客，能賑人之急」。入明時，賈銘年已百歲，明太祖朱元璋召見他，詢問頤養之法，賈銘對曰：「要在慎飲食。」於是向皇帝進獻自己所著的《飲食須知》。太祖在禮部賜宴嘉獎他。賈銘因一生注重飲食養生，最終壽逾期頤，至一百零五歲而卒。

《飲食須知》全書共八卷，將人類常用食物分為水火、穀、菜、果、味（調味品）、魚、禽、獸八類，介紹了三百六十種食物，重點不是論述食物的功用，而是詳述這些食物的性味、相宜、相忌、相反、相殺的關係，過食（某種食物）導致的病症與危害，有毒食物的形態特徵與解毒的方法等等。因此，本書是一部頗具特色的專論飲食宜忌的養生古籍。書中有傳承前代古書的記載，也有親身實踐獲得的知識與經驗，故具有一定的參考價值，可作為今日研究食療藥膳、飲食養生的參考文獻，也可供廣大對食療藥膳、飲食養生有興趣的人們閱讀參考。書中有些內容荒誕無稽，缺乏科學依據。如卷三：「取鱉肉如豆大，以莧菜封裹，置土坑內，以土蓋之，一宿盡變小鱉也。」卷七：「人踏抱出為子殼，令生白癜風。」卷八：「食本生命肉，令人神魂不安。」

對於這些文字予以直接刪除，並不出注。書中有些內容，在今人看來並不確切，但不具有迷信色彩，仍予以保留。如卷二：「糯米……同雞肉、雞子食，生蛔蟲。」卷三：「茄子……蔬中唯此無益。」有些內容無法判斷其正誤的，也予以保留，但不強作注釋、評析。如卷五：「薄荷……與鱉相反。貓食之醉。」「糟老薑入蟬退，則無筋。」書中有些內容援引自古書記載，主要有《淮南子》、《禮記》、《博物志》等，但其中內容與今傳本有所出入。如今傳本《禮記》卷二十八「內則」載：「狼去腸，狗去腎，狸去正脊，兔去尻，狐去首，豚去腦，魚去乙，鱉去醜。」而本書記載與之相同的有「食野狼去腸」、「食犬去腎」、「食狸去正脊」、「食兔去尻」、「食狐去首」、「食豚去腦」、「食魚去乙」、「食鱉去醜」，另有「食雁去腎」、「食雞去肝」、「食鹿去胃」，為今傳本《禮記》中無。飲食是一種文化，中國的飲食文化可謂源遠流長。一般的飲食養生或食療藥膳之書，多從藥食同源的角度論述食物的性味、調製、配伍、功效等內容。而此書名為《飲食須知》，主要記述食物的性味、禁忌、儲藏等，而不是主要論述食物的作用功效。食物的性味與藥物的性味相似，性主要是指寒、涼、溫、熱四性，另外還有平性；味主要是指酸、苦、辛、甘、鹹五味，此外還有澀味和淡味。所謂的性味都是人們根據長期的生活經歷、體驗、積累，作出的判斷。寒與熱、涼與溫之間是對立的，而寒與涼、熱與溫之間只是程度的差異。另外還有平性，是指既不偏寒涼，也不偏溫熱。而所謂的毒性是指偏性太多，即太寒或太熱，如果人體攝入量過多，會對人體造成危害，甚至可危及生命，所以要引起高度重視。對於書中一些標有「有毒」的食物，如果只是少量或偶爾食用，對人體危害不大。而對標有「大毒」的食物，宜慎用。如書中載野芋有大毒，野芋的塊莖就是中藥白附子，具有燥濕化痰、祛風定驚等作用，但有毒性，不宜食用，藥用亦須具有適應症，且需謹慎掌握用量。而對於那些入口即死的食物，則必須禁食，如河豚魚的內臟等。

藥物講究配伍，飲食也不例外。所謂「相忌」和「相反」，是指某種食物不能與其他一些食物或藥物同時食用，否則會出現不良反應，或中毒，甚至危害性命。例如，書中指出：蕎麥麵與豬羊肉熱食會使人落髮。有的食物同食會引起中毒。例如，書中指出：「柿子……同蟹食，令腹痛作瀉。」這是因為柿子與蟹都是寒涼之物，兩者同食，會導致腹痛腹瀉。書中又云柿子與蟹同食，還可導致嘔吐昏悶，此時可用木香磨汁，給人灌服，即可解除。有的食物若與某種藥物同食會損傷身體，甚至導致死亡。例如，書中指出：「蕎麥……與諸礬相反，近服蠟礬等丸藥者忌之。誤食令腹痛致死。」上述這些內容，對我們今天個人和家庭的養生保健，仍具有一定參考價值。

全書分為原文、注釋、譯文、點評四個部分。原文採用的版本，以上海涵芬樓據道光六安晁氏木活字排印本影印的《學海類編》本為底本，商務印書館《叢書集成初編》本為校本。由於《叢書集成初編》本也是根據《學海類編》本排印的，所以本書校勘不採用通校全書，僅在底本有疑問處參考校本。對底本中明顯錯字，予以逕改，再出注說明；對無法下定論的錯字，原文不予改動，但在注釋中說明。全書標上現代漢語標點符號。缺字用「□」標示。文中的難字、僻字、異讀字均標上現代漢語拼音。異體字、通假字、避諱字、疑難字詞以及中醫學上比較晦澀難懂的名詞術語，首次在文中出現者，都一一予以注釋。譯文採用較為直白的現代漢語，書中的一些中醫學名詞術語，因翻譯起來語言過於冗長，故保留原詞不譯只在注釋中加以注解說明。譯注評析中的不當之處，敬請各界方家批評指正。

譯注者　張如青　丁媛

二〇一一年九月

【序】

人們以飲食為養生，然而若不知道食物的性味有相反相忌，將多種食物混雜在一起進食，就可能起到相反的作用，輕的會導致人體五臟不和，重的則立刻產生禍患，這就是本欲用飲食養生的人常常會害生的原因。縱觀歷代各家對本草著作的注解，各種食物都是有損有益，各佔一半，讓人無所適從。現在我專門選擇食物中的相反、相忌，匯成一部書，使養生者在日常飲食中便於查檢。

華山老人記。

天飲食，藉以養生，而不知物性有相反相忌，叢然雜進，輕則五內不和，重則立興禍患，是養生者亦未嘗不害生也。歷觀諸家本草疏注，各物皆損益相半，令人莫可適從。茲專選其反、忌，匯成一編，俾尊生者日用飲食中便於檢點耳。

華山老人識。

卷一

「水火」

天雨水　味甘淡，性冷。暴雨水不可食用。連綿不斷的雨水和陣雨稱作潦水，味甘質薄。

立春節雨水　其性有春天萬物開始生長升發的氣勢。不孕的婦女，在這一天適宜夫妻各飲一杯雨水，可更容易受孕。這是取立春雨水生發孕育萬物的意思。

梅雨水　味甘，性平。芒種後逢首個壬日為入梅，小暑後逢首個壬日為出梅。梅雨水必須淬入燒紅的火炭以解毒。這種水摻入醬則醬容易熟，沾上衣服則衣服容易腐爛，人感受梅雨水氣容易生病，物遭受梅雨水氣容易生霉，梅雨水不能用來造酒和醋。梅雨水用來洗滌污垢效果如同灰汁，梅雨水加入梅樹葉子煎湯，洗滌發霉的衣服，衣服上的霉斑就會脫落。

液雨水　立冬後第十日起為入液，至小雪之日為出液。這段時間內下的雨水稱液雨水。自然界百蟲飲了此水後都會蟄伏潛藏，故此水適宜製作殺蟲藥，又稱之為藥雨。

臘雪水　味甘，性冷。冬至後第三個戌日為臘。臘雪水密封在陰涼處，幾年不會敗壞。用此水來浸泡五穀種子，長出的莊稼就耐旱，並且不會生蟲。將臘雪水放置於酒席間，則蒼蠅自然逃去。用臘雪水浸漬貯藏一切果實，長久不會遭蟲蛀。若用春雪水浸藏果實的話，日久就會生蟲，不可用，並且容易敗壞。

冰　味甘，性大寒。冰水只可浸藏食物。如果暑天食冰水，不過獲得暫時爽快，冰水入腹使人體寒熱相激，日久必然導致病患。因為冰水之性與時令相反，這不是適宜的做法。此外，正在服用黃連、胡黃連、大黃、巴豆等藥的人也要忌食冰水。

露水　味甘，性涼。各種花、草上的露水都可用。秋天的露水取來釀酒，名為秋露白，酒香最佳。淩霄花上的露水，進入眼睛，會使人失明。

半天河水　就是竹籬頭上及空樹洞中的水。這種水時間久了要防止水中有蛇蟲毒。

屋漏水　味苦，性大寒，有大毒。誤飲此水則使人生惡瘡。此水滴入乾肉脯中，人若誤食此肉脯則會生瘕。另外，屋簷滴下的雨水，若放入菜中會有毒性，也不要誤食。

冬霜　味甘，性寒。收集時可用雞的羽毛將冬霜掃入瓶中，密封藏於陰涼處，長久留存不會敗壞。

冰雹水　味鹹，性冷，有毒。人若食冰雹，必定會患瘟疫、瘋癲的疾病。如果醬味不正，用冰雹水一二升摻入醬甕中，就可使醬回復本味。

天雨水　味甘淡，性冷。暴雨不可用，淫雨及降注雨謂之潦水，味甘薄。

立春節雨水　性有春升始生之氣。婦人不生育者，是日夫婦宜各飲一杯，可易得孕。取其發育萬物之義也。

梅雨水　味甘，性平。芒種後逢壬爲入梅[一]，小暑後逢壬爲出梅，須淬入火炭解毒[二]。此水入醬易熟，沾衣易爛，人受其氣生病，物受其氣生霉，忌用造酒、醋。浣垢如灰汁，入梅葉煎湯，洗衣霉，其斑乃脫。

液雨水[三]　立冬後十日爲入液，至小雪爲出液。百蟲飲此皆伏蟄，宜制殺蟲藥餌，又謂之藥雨。

臘雪水　味甘，性冷。冬至後第三戊爲臘[四]，密封陰處，數年不壞。用此水浸五穀種，則耐旱不生蟲。酒席間則蠅自去。淹藏一切果食[五]，永不蟲蛀。春雪日久則生蟲[六]，不堪用。亦易敗壞。

冰　味甘，性大寒。止可浸物[七]。若暑月食之，不過暫時爽快，入腹令寒熱相激，久必致病。因與時候相反[八]，非所宜也。服黃連、胡黃連、大黃、巴豆者忌之。

露水　味甘，性涼。百花草上露皆堪用。秋露取之造酒，名秋露白，香冽最佳[九]。淩霄花上露，入目損明。

半天河水　即竹籬頭及空樹穴中水也，久者防有蛇蟲毒。

屋漏水　味苦，性大寒，有大毒。誤飲生惡瘡。滴脯肉中，人誤食之，成瘕[十]。又簷下雨水，入菜有毒，亦勿誤食。

冬霜　味甘，性寒。收時用雞羽掃入瓶中，密封陰處，久留不壞。

冰雹水　味鹹，性冷，有毒。人食冰雹，必患瘟疫風癲之證。醬味不正，取一二升納甕中，即還本味。

一　壬：天干的第九位。古人用天干地支紀日，組合方法是將十天干和十二地支按順序搭配組合成干支，從甲子開始，依序順推，經過六十組不同的組合，又回到甲子，如環無端，周而復始。含有壬的是壬申、壬午、壬辰、壬寅、壬子、壬戌。梅雨季節開始的一天稱為「入梅」，結束的一天稱為「出梅」。

二　淬：淬火，鍛製刀劍金屬器具時，將燒紅了的金屬器具浸入水或其他液體中，急速冷卻。火炭燒紅，浸入水中也稱淬。

三　液雨水：立冬後十日至小雪之間的五六天中下的雨水，稱液雨水。

四　臘：祭名。《說文．肉部》：「冬至後三戌，臘祭百神。」古時臘祭之日，稱為臘日，後泛指農曆十二月為臘月。

五　淹：浸漬。

六　春雪：指春雪水。

七　止：僅。

八　時候：這裡指時令。

九　冽：當作「洌」，指酒味清口。

十　瘕（jiǎ）：指常人腹中生蟲或婦女腹部結塊的疾病。

【點評】

水是生命之源，是人類賴以生存的最基本物質之一。明代李時珍說：「水為萬化之源……水之性味，尤慎疾衛生者之所當潛心也。」作者將水列於卷首，足見其對水的重視。書中對不同時空、性狀的水的性味、毒性、功效、使用禁忌等都予以逐條論述。有些觀點頗符合現代認識。例如認為夏天食冰水解暑，只是獲得身體暫時爽快，並非是最好的清熱解暑方法。現代觀點認為，飲溫熱的茶水，比喝冰水吃冷飲能更有效地解暑。而冰水入腹使人體寒熱相激，日久必然導致種種病患。文中還指出冰水性大寒，不宜與黃連、胡黃連、大黃等寒性藥物同用，否則寒上加寒，會戕傷脾胃，變生諸病。巴豆性熱，主治寒實積滯，若以冰水同用，會減弱巴豆的藥性。當然，部分論述在今人看來並不具備科學性，如不孕的婦女在立春那一天夫妻各飲一杯雨水，就能借助春升始生之氣，使婦女容易受孕。這是古人「天人感應」思想的表現與舉措。半天河水又稱「上池水」，古人認為此水是位在上的天澤之水，可治心病、癆痃、惡瘡等疾，並可辟時疫。但這種竹籬頭、樹空穴中的水若積存日久，則易致蛇蟲進入，遺毒其中，故作者說當防之。屋漏水有毒，古方用此水可洗犬咬瘡，敷丹毒，取其以毒攻毒之意。但平時不可飲用，食物沾此水後亦不可食用。

方諸水　味甘，性寒。又稱明水。方諸是以銅與錫各半鑄造而成的，稱作鑒燧之劑。不是蚌殼也不是金石。將方諸摩熱，置於月下，向月承露取水，獲得露水二三合，像朝露一樣。

千里水　就是遠道而來的活水。從西而來的，稱作東流水，味甘，性平。順流水，其性順遂，往下流。急流水，其性急速而下行。逆流水，其性回瀾倒逆而上行。勞水，就是揚泛水，又稱作甘瀾水。此水製法取用流動的水二斗，放置於大盆中，用水杓舀水，高揚傾倒千萬遍，水面有沸珠似的小水泡相聚集，這就是勞水，可取用此水煎藥。因為一般流水味鹹而質重，撈揚以後則轉變為味甘質輕。

井水　味有甘、淡、鹹的不同，性涼。凡是從遠距離的地脈中來的井水，屬上好的井水。如果城市中人家稠密，溝渠裡的污水摻雜進入井中的，不可飲用。必須煮沸後再澄清，等到水中雜質沉澱，然後可取上層清水飲用。如果雨天井水混濁，需將桃仁、杏仁搗爛，連汁一起投入井水中攪拌均勻，過一段時間後，水就會清澈。《易經》中說：井泥不食。要謹慎對待！如果水井用黑鉛做底，能夠清淨水質，化散結滯，人飲用此水不會生病。如果用朱砂鎮壓井底，飲用此水則會使人長壽。清晨第一次汲取的井水稱為井華水，取義道教天一真氣上浮於井水表面，用此水可煎煮滋陰湯劑，或燒煉丹藥。阿地的井水味甘而兼鹹，氣清而質重。

節氣水　一年中有二十四節氣，一個節氣主半個月時間，水的氣、味會隨著時間而變遷。自然界天地氣候相互感應，不受疆域劃分限制。正月初一至十二日，可以一日主一月。每天清晨取初汲水，即井華水，用瓶盛，秤分量輕重，分量重的則預示此月雨水多，分量輕的則預示此月雨水少。立春、清明二節氣日貯藏的水叫做神水，適宜用來製作丸、散、藥酒，做成後久藏不壞。穀雨日取長江水為良，用來製酒，儲存日久，酒色紫紅，酒味清醇。端午日午時取水，合製丹藥、丸藥有療效。五月五日午時有雨的話，趕緊砍伐竹竿，竹竿中必定有神水，可從竹竿中瀝取此水，用來製藥。小滿、芒種、白露三節氣日以內的水都有毒，用此三日的水來製藥、釀酒醋及製作一切食物，都容易敗壞。人飲用了此三日的水也會患脾胃疾病。立秋日五更時汲取井華水，家裡人無論長幼，各飲一杯，可預防瘧痢百病。寒露、冬至、小寒、大寒四節氣日及臘日的水，適宜浸泡製作滋補的丹藥、丸藥及藥酒，功效等同雪水。

山岩泉水　味甘，性寒。凡有黑土、毒石、惡草在山岩上的泉水不要用。瀑湧激湍的山泉水，飲用後使人患頸部疾病。以前在潯陽，有一天城中忽然死了數百匹馬，詢問後得知，是因為雨水沖瀉出山谷中的蛇蟲毒水，馬飲此水而死亡。

乳穴水　味甘，性溫。秤此水分量，比其他水重，煎煮此水，若有好似鹽花的結晶現象出現，便是真正的乳穴液。此水取用飲服功效與鐘乳石相同。山中有玉就會草木滋潤，近山的人也多長壽，這都是玉石所生津液的功效所導致。

溫泉　味辛，性熱。不可飲用。泉下有硫黃產生之氣，用此水洗浴，硫磺之氣會侵襲人體肌膚。若泉水溫度高的話，可用來燙去豬毛、羊毛，還能煮熟雞蛋、鴨蛋等。廬山上有溫泉池，飽食後即可沐浴，但體質虛弱的人忌諱這樣做。新安黃山上有朱砂泉，春季泉水呈微紅色，可用來煮茶。長安驪山石泉，泉下不太產氣。朱砂泉雖然顏色微紅好似雄黃，卻不性熱。若有砒石在溫泉中，洗浴會中毒，需謹慎。

海水　性涼，秋冬季味鹹，春夏季味淡。碧海水味鹹，性微溫，有小毒。夜間航行在海中，撥弄海水出現火星的是鹹水。此水顏色碧綠，故名為碧海。鹽膽水就是鹽鹵，味鹹苦，有大毒。大凡牲畜飲一合即死，人若飲此水也一樣。今人用此水點豆腐，還可用來煮洗戈柄金屬套帽。服食丹砂的修煉者忌用之。

方諸水　味甘，性寒。一名明水。方諸以銅錫相半所造[一]，謂之鑒燧之劑[二]。非蚌非金石。摩熱向月取之，得水二三合，似朝露。

千里水　即遠來活水。從西來者，謂之東流水，味甘，性平。順流水，其性順遂而下流。急流水，其性急速而下達。逆流水，其性洄瀾倒逆而上行。勞水，即揚泛水，又謂之甘瀾水。用流水二斗，置大盆中，以杓高揚千萬遍，有沸珠相聚，乃取煎藥。蓋水鹹而體重，勞之則甘而輕[三]。

井水　味有甘、淡、鹹之異，性涼。凡井水遠從地脈來者，爲上。如城市人家稠密，溝渠污水雜入井中者，不可用。須煎滾澄清[四]，候城穢下墜，取上面清水用之。如雨渾濁，須擂桃、杏仁，連汁投入水中攪勻，片時，則水清矣。《易》曰：井泥不食。慎之！凡井以黑鉛爲底，能清水散結，人飲之無疾。入丹砂鎮之，令人多壽。平旦第一汲爲井華水，取天一真氣浮於水面，煎滋陰劑及煉丹藥用。阿井水味甘鹹[五]，氣清性重。

節氣水　一年二十四節氣，一節主半月，水之氣味隨之變遷。天地氣候相感，非疆域之分限。正月初一至十二日，以一日主一月。每旦取初汲水，瓶盛，秤輕重，重則主此月雨多，輕則主此月雨少。立春、清明二節貯水，曰神水，宜制丸散藥酒，久留不壞。穀雨水取長江者良，以之造酒，儲久，色紺味洌[六]。端午日午時取水，合丹丸藥有效。五月五日午時有雨，急伐竹竿，中必有神水，瀝取爲藥。小滿、芒種、白露三節內水，並有毒，造藥釀酒醋及一切食物，皆易敗壞。人飲之，亦生脾胃疾。立秋日五更井華水，長幼各飲一杯，卻瘧痢百病。寒露、冬至、小寒、大寒四節及臘日水，宜浸造滋補丹丸藥酒，與雪水同功。

山岩泉水　味甘，性寒。凡有黑土、毒石、惡草在上者勿用。瀑湧激湍之水，飲令人頸疾。昔潯陽，忽一日城中馬死數百，詢之，因雨瀉出山谷蛇蟲毒水，馬飲之而死。

乳穴水　味甘，性溫。秤之，重於他水，煎之，似鹽花起。此真乳穴液也。取飲與鍾乳石同功。山有玉而草木潤，近山人多壽，皆玉石津液之功所致。

溫泉　味辛，性熱。不可飲。下有硫黃作氣，浴之襲人肌膚。水熱者，可燖豬羊毛[七]，能熟蛋。廬山有溫泉池，飽食方浴，虛人忌之。新安黃山朱砂泉，春時水即微紅色，可煮茗。長安驪山礜石泉[八]，不甚作氣。朱砂泉雖微紅，似雄黃而不熱。有砒石處湯泉，浴之有毒，慎之。

海水　性涼，秋冬味鹹，春夏味淡。碧海水味鹹，性微溫，有小毒。夜行海中，撥之有火星者，鹹水也。其色碧，故名碧海。鹽膽水即鹽鹵，味鹹苦，有大毒。凡六畜飲一合即死，人飲亦然。今人用之點豆腐，煮四黃釬物[九]。服丹砂者忌之。

[一] 方諸：古代於月下承露取水之器，遠古用蛤殼，後來用銅鑄。

[二] 鑒燧：古代取水器與取火器。鑒，指鑒諸，古代承露取水之器。《周禮·秋官·司烜氏》：「以鑒取水於明月。」漢·鄭玄注：「鑒，鏡屬，取水者，世謂之方諸。」燧，指陽燧。古代以日光取火的凹面銅鏡。《淮南子·覽冥》：「夫陽燧取火於日，方諸取露於月。」

[三] 勞：同「撈」。

[四] 煎滾：即煮沸。

[五] 阿井：即古東阿縣的井。沈括《夢溪筆談》：「古說濟水伏流地中，今曆下凡發地皆是流水，世傳濟水經過其下。東阿亦濟水所經，取井水煮膠，謂之阿膠。用攪濁水則清。人服之，下膈疏痰止吐，皆取濟水性趨下，清而重，故以治淤濁及逆上之疾。」

[六] 紺（gàn）：深青帶紅的顏色。冽：當作「洌」，水清、酒清。此指酒味清醇。

[七] 燖（xún）：用開水燙後去毛。

[八] 礐（què）石：山多大石。

[九] 釬（hàn）：戈柄金屬套帽，即鐏。

【點評】

古人對於水的使用遠比今人講究，其中主要體現了「天人感應」的思想。古人在思考「天」、「地」、「人」等問題時，總是將其渾然合為一體，人與自然之間的感應和聯繫要比現代人們瞭解得更廣泛。例如，古人認為一年二十四節氣轉換，水之性味也隨之變化。而今人更多考慮的是水質的純淨度，其中細菌、礦物質、微量元素等含量。當然古人在這方面也有所注意，如對溫泉就提出要根據泉下面礦物的不同而區別對待。

古塚中水　性寒，有毒。誤飲此水，會害人性命。糧罐中的水，味辛，有毒，這裡說的是古人墳塚內糧罐中的水。用此水洗眼，能看見鬼物。多飲此水，使人心悶。

磨刀水　用此水洗手使人生癬。

地漿　掘地做成凹坎，用新汲水澆灌攪拌，使水渾濁，過片刻澄清後，取服此水，可解中毒、煩悶，以及各種魚肉、果菜、菌菇中毒。

漿水　燒煮粟米，熱了後將熱粟米投入冷水中，浸泡五六天，做成此水。若浸泡到粟米變質敗壞，服了會損害人的身體。漿水與李子同食，使人霍亂嘔吐下痢。醉酒後飲用，使人失音。孕婦飲此水，使胎兒形骨消瘦。水漿尤其不可多飲，多飲使婦女絕育。

齏水　味酸鹹，性涼。飲此水能催吐痰飲宿食，但婦女若飲食此水過多則會導致絕育。

甑氣水　味甘鹹。甑氣水知道人體瘡瘍所在部位，飲服此水能引導藥物到達患病部位。

熟湯　煎煮沸騰百次的熟湯水最好。不要用滾熱湯水漱口，那會損傷牙齒。有眼病的人不要用熱湯水沐浴，那會助長體內熱邪，使眼目昏暗。凍僵的人不能用熱水洗滌手腳，那會使人指甲脫落。不要用銅器來煮水，人誤飲後會影響發聲。不要飲用半滾水，那會使人體發脹，損傷元氣。

生熟湯　冷水與沸水相混合的水，又稱為陰陽水。大凡人酒醉或過度進食瓜果，可用生熟湯浸泡身體，這湯水都會散發出酒氣或瓜果氣味。《博物志》說：用生熟湯浸沒到人腰部，可以吃五十枚瓜果，若浸沒到人頸部，則沒有限量。此說不知是否確切。

古塚中水[一]　性寒，有毒，誤食殺人。糧罌中水[二]，味辛，有毒，乃古塚中食罌中水也。洗眼見鬼，多服令人心悶。

磨刀水　洗手令生癬。

地漿　掘地作坎，以新汲水沃[三]，攪令濁，少頃，澄清，服之解中毒煩悶，及一切魚肉果菜菌毒。

漿水　炊粟米，熱，投冷水中，浸五六日成此水，浸至敗者，損人。同李食，令霍亂吐利。醉後飲，令失音。妊婦食之，令兒骨瘦。水漿尤不可多飲，令絕產。

齏水　味酸鹹，性涼。能吐痰飲宿食，婦人食多絕產。

甑氣水[四]　味甘鹹。知瘡所在，能引藥至患所。

熟湯　煎百沸者佳。勿用滾熱湯漱口，損齒。病目人勿用熱湯沐浴，助熱昏目。凍僵人勿用熱湯濯手足，脫指甲。勿用銅器煎湯，人誤飲損聲。勿飲半滾水，令人發脹，損元氣。

生熟湯　冷水滾湯相和者，又謂之陰陽水。凡人大醉及食瓜果過度，以生熟湯浸身，其湯皆作酒氣瓜果味。《博物志》云[五]：浸至腰，食瓜可五十枚。至頸，則無限也。未知確否。

[一] 古塚：即古人的墳墓。

[二] 罌（yīng）：腹大口小的瓶子。

[三] 沃：澆灌。

[四] 甑（zèng）：古代蒸飯的一種瓦器。底部有許多透蒸汽的孔格，置於鬲上蒸煮，有如現代的蒸籠。

[五] 《博物志》：西晉張華編撰的志怪小說集，分類記載了山川地理、飛禽走獸、人物傳記、神話古史、神仙方術等。

【點評】

文中有些記載雖不能以現代科學理論方法證明，卻有古代文獻依據。如「地漿」，《本草綱目》載：「地漿，甘寒，無毒。解一切魚肉、果菜、藥物、諸菌毒，療霍亂及中暍卒死。」其他乾霍亂病（不吐不痢，脹痛欲死）、服藥過劑、中野芋毒、中砒霜毒，皆可飲服地漿解之。其道理在於：諸草木、金石、魚肉、樹菌之毒，及霍亂、中暍之毒，皆屬熱毒、陽毒、火毒，陽熱毒氣侵入人體，擾亂損傷人之陰氣，陰氣靜則神藏，躁則消亡。此時，非至陰之氣不能清熱解毒以救陰。地屬陰，地漿作於牆陰坎中，為陰中之陰，故能對抗、消弭陽毒熱毒之氣，從而緩解、減輕症狀。

又如「漿水」，又稱「酸漿」，此物可謂歷史悠久，早在兩千多年前古人即會製作並使用。漿水有調中消食，開胃止渴功效，又能止嘔吐，利小便，是一種食藥兩宜的物品。東漢名醫張仲景治療大病癒後又因過分勞累復發的病人，用枳實梔子豉湯，就用清漿水（即漿水）七升煎藥。取其調中宣氣、通關開胃、解煩渴、化滯物之功。一般百姓亦知用它來開胃消食。但是飲用漿水有諸多禁忌，首先做漿水時若粟米浸得過久而敗壞，則反而有損人體，不能飲用。其次婦女慎用，孕婦禁用（漿水有瘦胎滑胎的副作用）。另外漿水不能與李子同飲食，不能醉酒後飲用。

文中有不少觀點至今仍適用，但古人的解釋與現代醫學有所不同。例如，文中指出不要用滾熱湯水漱口，否則會損傷牙齒。而現代醫學認為長期吃過燙的食物，會對口腔、食管、胃內黏膜造成損害，導致慢性口腔黏膜炎症、口腔黏膜白斑、食管炎、萎縮性胃炎等病症，甚至會發生癌變。又如，凍僵的人不能用熱水洗滌手腳，否則會使人指甲脫落。但現代醫學認為皮膚遇冷時，表面的血管首先收縮起來，這樣可防止身體裡的熱量散失掉。如果持續受冷，表面的血管繼續收縮，同時深層的血管也慢慢收縮起來。若受凍時間過長，即凍僵後，血管會處於痙攣狀態，導致血液流動不暢，皮膚發白，手發冷發麻。這時，如果用熱水來洗滌，表面的血管雖然舒張開了，但深層的血管仍處於痙攣狀態，血液流動仍然不暢。如果這樣持續下去，表面的血管繼續擴張，血液不斷向這個地方集中，但是由於回流不暢，皮膚的顏色會由白變紅，由紅變紫，由充血變成淤血。因為血液的回流不暢，組織缺氧，皮膚就極易生凍瘡或潰爛。

各種有毒的水

人感受天地之間的氤氳之氣而誕生，人的資質稟受山川之氣，與山川之氣相互流連交融，人的美好、醜惡、長壽、夭折，也與自然界山川之氣相關聯。自然界的金石草木尚且隨著水土的特性而不同，何況作為萬物之靈的人呢？貪婪淫亂之人，曾遭受泉水的影響；成仙高壽之人，曾受井水的滋潤。這些都記載在古籍中，古人一定不會欺騙我們。《淮南子》說：各種土地分別以不同的類型來生養不同的人。因此，山氣之地多生男，澤氣之地多生女，水氣之地的人多聲啞，風氣之地的人多耳聾，林氣之地的人體質多陰性，木氣之地的人多曲背，下氣之地的人多足腫，石氣之地的人多有力，險氣之地的人多頸癭（甲狀腺疾病），暑氣之地的人多夭折，寒氣之地的人多長壽，穀氣之地的人多痹症，丘氣之地的人多狂妄，廣氣之地的人多仁厚，陵氣之地的人多貪婪。堅土之地的人剛強，弱土之地的人脆弱，壚土之地的人高大，沙土之地的人瘦小，沃土之地的人美麗，貧瘠之地的人醜陋，輕土之地的人利索，重土之地的人遲緩。清水之地的人聲音小，濁水之地的人聲音大，湍水之地的人身輕，遲水之地的人身重，人與山水都以類相應。又如《河圖括地象》說：九州之名不同，其地水泉剛硬柔弱也各異，青州角音與徵音相會，其氣慓疾輕捷，人的聲音急速，泉水酸而苦。梁州商音與徵音相接，其氣剛強勇猛，人的聲音澀滯，泉水苦而辛。兗州、豫州宮音與徵音相會，其氣平靜，人的聲音端莊，泉水甘而苦。雍州、冀州商音與羽音相合，其氣壯烈，人的聲音迅捷，泉水甘而辛。人的形體稟賦有厚薄，享年壽命有長短，這是因為受各地水土不同的滋養而導致，對南方北方的人物作一檢驗即可得見。

水有毒而人不可觸犯的情況也應當知曉：水中若有赤脈，不可將其切斷。井中水沸騰溢出，不可飲用。離井三十步以內取一塊青石塊投入井中，井水沸騰滿溢即停止。古井、枯井人不可進入，這種井有毒，會害人性命。夏季陰氣在下，尤其忌諱入井。可試投雞毛，在井中旋舞飄揚不往下落的為有毒。可用數斗熱醋投入井中，方可進入。古墳也是如此。古井不可填塞，會使人耳聾目盲。

陰暗地裡的流泉有毒，二月、八月裡過路人飲了這種泉水，會患發瘴瘧，損害人的腳力。池澤中停留的水，五月、六月時有魚、鱉排精產卵，人若誤飲此水，會形成瘕病。沙河中的水，飲食後會使人聲啞。兩山夾水，飲此水人多患頸癭。有聲響的流水，飲此水其人多羸瘦。花瓶水，誤飲後害人，插臘梅的花瓶水尤其害人。銅器內盛水過夜，不可飲用。用此水來燒湯洗面，令人面無顏色；用此水來洗身體，使人生皮癬；用此水來洗腳，令人足痛生瘡。銅器上的水珠，若誤食，腰部會生癰疽。用冷水洗頭，用熱米泔水洗頭，都會使人發頭風病，婦女尤其忌諱。經過一宿，表面上呈現五色的水有毒，不要用此水洗手。患時病後用冷水洗浴，會損害心包。

盛夏時節用冷水洗浴，使人患傷寒病。出汗後浸入冷水，使人患骨痹。婦女產後洗浴受風，會生痙病，大多會喪命。在飲酒過程中飲冷水，會使人雙手顫抖。飲酒後又飲冷茶湯，會形成酒癖。飲食後便睡覺，會形成水癖。夏季遠行，不要用冷水洗腳。冬季遠行，不要用熱水洗腳。小孩若就著水瓢或水瓶飲水，會使其言語木訥。

水有毒　人感天地氤氳而產育[一]，資稟山川之氣，相爲流連，其美惡壽夭，亦相關涉。金石草木，尚隨水土之性，況人爲萬物之靈乎？貪淫有泉[二]，仙壽有井[三]，載在往牒[四]，必不我欺。《淮南子》云[五]：土地各以類生人。是故山氣多男，澤氣多女，水氣多喑，風氣多聾，林氣多癃[六]，木氣多傴[七]，下氣多尰[八]，石氣多力，險氣多癭，暑氣多夭，寒氣多壽，穀氣多痹，丘氣多狂，廣氣多仁，陵氣多貪。堅土人剛，弱土人脆，壚土人大[九]，沙土人細，息土人美[十]，耗土人醜[十一]，輕土多利，重土多遲。清水音小，濁水音大，湍水人輕，遲水人重，皆應其類也。又《河圖括地象》云[十二]：九州殊題[十三]，水泉剛弱各異，青州角徵會[十四]，其氣慓輕，人聲急，其泉酸以苦。梁州商徵接[十五]，其氣剛勇，人聲塞，其泉苦以辛。兗、豫宮徵會[十六]，其氣平靜，人聲端，其泉甘以苦。雍、冀商羽合[十七]，其氣壯烈，人聲捷，其泉甘以辛。人之形賦有濃薄[十八]，年壽有短長，由水土資養之不同，驗諸南北人物之可見。

水之有毒而不可犯者，亦所當知。水中有赤脈不可斷[十九]，井中沸溢不可飲，三十步內取青石一塊投之，即止。古井、眢井不可入[二十]，有毒殺人，夏月陰氣在下尤忌。用雞毛試投，旋舞不下者有毒。投熱醋數斗，可入。古塚亦然。古井不可塞，令人聾盲。

陰地流泉有毒，二八月行人飲之，成瘴瘧，損腳力。澤中停水，五六月有魚鱉遺精，誤飲成瘕。沙河中水，飲之令人喑。兩山夾水，其人多癭。流水有聲，其人多瘦。花瓶水，誤飲殺人，臘梅尤甚。銅器內盛水過夜，不可飲。炊湯洗面，令人無顏色，洗體，令人生癬，洗足，令疼痛生瘡。銅器上汗誤食[二十一]，生要疽[二十二]。冷水沐頭，熱泔沐頭，並令頭風，女人尤忌。經宿，水面有五色者，有毒，勿洗手。時病後浴冷水，損心胞。

盛暑浴冷水，令傷寒病。汗後入冷水，令人骨痹。產後當風洗浴，發痓病[二十三]，多死。酒中飲

冷水，令手戰。酒後飲冷茶湯，成酒癖[二十四]。飲水便睡，成水癖。夏月遠行，勿以冷水洗足。冬月遠行，勿以熱水濯足。小兒就瓢、瓶飲水，令語訥[二十五]。

一 氤氳（yīn yūn）：古代指陰陽二氣交會和合之狀。

二 貪淫有泉：貪泉、淫泉均為古代泉水名，相傳貪泉飲後使人貪婪，語出《晉書·吳隱之傳》，其地在今廣東南海。淫泉水聲使人產生淫欲，語出晉王嘉《拾遺記》，其地約在今越南中部。

三 仙壽有井：仙井無確指，壽井相傳有多處，其一在今廣東高州。

四 往牒（dié）：指古籍、古書。

五 《淮南子》：又名《淮南鴻烈》，是中國西漢時期創作的一部論文集，由西漢皇族淮南王劉安主持撰寫，故而得名。該書是以道家思想為指導，吸收諸子百家學說，融會貫通而成，是戰國至漢初黃老之學理論體系的代表作。

六 蔭（yìn）：此處意同「陰」，此指林中人體質為陰性。

七 傴（yǔ）：曲背。

八 尰（zhǒng）：腳腫。

九 壚土：指黑色堅硬的土壤。《說文》：「壚，黑剛土也。」

十 息土：肥沃的土地，與耗土相對。《大戴禮記·易本命》：「息土之人美，耗土之人醜。」

十一 耗土：貧瘠的土地。

十二 《河圖括地象》：漢代緯書名，為託名《河圖》之下眾多緯書中的一種，內容專講地理，也夾雜了很多神話傳說內容。

十三 題：命名。

十四 青州：古九州之一，地域約從今山東泰山以東至渤海。

十五 梁州：古九州之一，主要轄區在今陝西南部漢中一帶。

十六 兗（yǎn）：古州名，古代九州之一，轄區約當今山東西南部，明代為兗州府。豫：古州名，古代九州之一，轄區包括今河南和湖北北部。

十七 雍：古州名，古代九州之一，轄區包括今陝西、甘肅、寧夏大部分地區和青海東北部。冀：古州名，古代九州之一，轄區包括今山西南部、河南東北部和河北南部。

十八 濃：厚。

十九 赤脈：赤色的細水流。

二十 眢（yuān）井：即枯井。眢，本義為眼睛枯陷失明，引申為枯竭無水。

二十一 銅器上汗：指銅器上的水珠，因空氣潮濕凝聚而成。

二十二 要：通「腰」。

二十三 痓（chì）：為「痙」的古訛字，病名。《聖濟總錄》卷二十八：「痓又謂之痙者，蓋痓痙一類，古人特以強直名之。」

二十四 癖：病名，又稱癖氣。指痞塊生於兩脅，平時尋摸不見，痛時則可觸及。根據病因、症狀之不同，可分為水癖、飲癖、痰癖、酒癖、寒癖等。《諸病源候論·癖病諸候》：「因飲水漿過多，便令停滯不散，更遇寒氣積聚成癖。癖者，謂僻側在於兩脅之間，有時而痛是也。」

二十五 語訥：言語木訥。

【點評】

水，是人類不可須臾離之的基本生活物質。凡有人類生存的地方，就必定有水。人對於水可謂司空見慣。然而，如果仔細觀察，各地方的水其性味、品質、功效存在著不少差異。金代醫家張子和指出：「天下之水，用之滅火則同，濡槁則同，至於性從地變，質與物遷，未嘗同也。故蜀江濯錦則鮮，濟源烹楮則皛。南陽之潭漸於菊，其人多壽；遼東之澗通於參，其人多髮。晉之山產礬石，泉可愈疽；戎之麓伏硫黃，湯可浴癘。」（《儒門事親．水解》）俗話說：「一方水土養一方人。」古人在長期的生活實踐中觀察到，由於東西南北方域的不同，山川湖澤地勢的差異，會使生長在各地的人們的形貌、聲音、體質各不相同，甚至會影響到人們的性格、品格、生育、壽命。有些特殊地域因水土的原因，還容易使生活在那裡的人們患某種特殊的疾病。如水氣之地的人多聲啞，風氣之地的人多耳聾，木氣之地的人多曲背，下氣之地的人多足腫，險氣之地的人多頸癭，穀氣之地的人多痹症。這些疾病有的已被現代科學所證實，如險氣之地的人多頸癭，相當於山區裡的人們易患缺碘性甲狀腺腫；下氣之地的人多足腫，相當於大骨節病等地方病。但還有很多說法尚未被現代科學所證實。其實早在兩千多年前我們的祖先就已經觀察到這些現象，如《呂氏春秋．盡數》說：「輕水所，多禿與癭人；重水所，多尰與躄人；甘水所，多好與美人；辛水所，多疽與痤人；苦水所，多尫與傴人。」可見，本書作者所言並非空穴來風。

至於本節後半部分所言，大多已成為生活常識。如古井、枯井、古墳，不可輕易進入，因時隔久遠，井、墳中積有腐蝕質，會發酵產生毒氣如甲烷等氣體，人吸入即可中毒昏迷，甚至致命。往井中投雞毛測試，就是觀察井中是否有毒氣，若雞毛旋舞飄揚不往下落的即為有毒氣，不可進入。投熱醋入井，則是讓醋與甲烷發生化學反應，起到中和解毒的作用。其他盛夏冷水沐浴，大汗後浸入冷水，產婦避風寒、寒濕等，也都是今日人們的生活禁忌。

還有一些說法無法用今人的眼光判斷或衡量是否正確，姑且將其作為一種古代的文獻資料存疑待考。

燧火　人受火燒熟食滋養，人的疾病、壽命皆與火有關係。四季鑽木取火，須按照歲氣來取，就不會過亢。榆樹、柳樹早於其他各種樹木萌發青綠，所以春季可鑽榆木、柳木取火。杏樹、棗樹的木心呈赤色，所以夏天可鑽杏木、棗木取火。柞樹、楢樹的紋理呈白色，所以秋季可鑽柞木、楢木取火。槐樹、檀樹的木心呈黑色，所以冬天可鑽槐木、檀木取火。桑樹、柘樹的紋理呈黃色，所以季夏時節可鑽桑木、柘木取火。

桑柴火　適宜煎煮一切滋補藥物。不要用來煮豬肉泥鰍、鱔魚。不可用桑柴火點燃艾草，否則艾灸時會損傷肌肉。

灶下灰火　稱作伏龍屎，不可用來點香祭神。

艾火　點燃艾火適宜用陽燧、火珠從日光中取太陽真火，其次，以鑽槐木取火為佳。如果倉促之間難以置備，可用真麻油燈火或蠟燭火，將艾草莖在火炷上點燃，用此艾灸瘡能滋潤熱瘡，直到治癒而不疼痛。其他戛金擊石、鑽燧八木之火，都不可點燃艾火。八木火中，除槐木火外，若用於點燃艾火，松木火難以癒病，柏木火傷神多汗，桑木火損傷肌肉，柘木火損氣傷脈，棗木火損傷內臟，使人吐血，橘木火損傷營衛經絡，榆木火損傷骨骼，使人喪失神志，竹火損傷筋脈與眼睛。

燧火　人之資於火食者，疾病壽夭系焉。四時鑽燧取新火[一]，依歲氣而無亢[二]。榆柳先百木而青，故春取之。杏棗之木心赤，故夏取之。柞楢之木理白，故秋取之。槐檀之木心黑，故冬取之。桑柘之木肌黃，故季夏取之[三]

桑柴火　宜煎一切補藥，勿煑豬肉及鰍鱔魚[四]。不可灸艾[五]，傷肌。

灶下灰火　謂之伏龍屎，不可爇香祀神[六]。

艾火　宜用陽燧、火珠承日取太陽真火[七]，其次則鑽槐取火爲良。若急卒難備，用真麻油燈或蠟燭火，以艾莖燒點於炷，滋潤炎瘡[八]，至愈不痛也。其戛金擊石、鑽燧八木之火[九]，皆不可用。八木者，松火難瘥，柏火傷神多汗，桑火傷肌肉，柘火傷氣脈，棗火傷內吐血，橘火傷營衛經絡，榆火傷骨失志，竹火傷筋損目也。

一 四時鑽燧取新火：古時鑽木取火，因季節不同而用不同的木材。《論語．陽貨》「鑽燧改火」何晏集解引馬融曰：「《周書．月令》有更火之文：春取榆柳之火，夏取棗杏之火，季夏取桑柘之火，秋取柞楢之火，冬取槐檀之火。」鑽燧，原始的取火法。燧為取火的工具，有金燧（陽燧）、木燧兩種。

二 歲氣：指一年的氣候情況。

三 季夏：是夏季的最末一個月，即農曆六月。

四 鱔（shàn）：鱔魚。

五 炙艾：點燃艾草。

六 爇（ruò）：燃燒。

七 火珠：寶珠的一種。《舊唐書．南蠻西南蠻傳．林邑》：「（貞觀）四年，其王范頭黎遣使獻火珠，大如雞卵，圓白皎潔，光照數尺，狀如水精，正午向日，以艾承之，即火燃。」

八 炎：熱也。

九 戛（jiá）金擊石：即用金屬敲打火石生火。戛，敲打。

【點評】

對於火的使用，作者根據五行學説與四時節令，認為四季鑽木取火要按照時令歲氣來選擇適當的木材，如因為春在五行應青色，而榆樹、柳樹在春天早於其他各種樹木萌發青綠，故春季當用榆木和柳木；因為夏在五行應赤色，而杏樹、棗樹的木心正呈赤色，故夏季應用杏木和棗木；因為秋在五行應白色，而柞樹、楢樹的紋理正呈白色，故秋季當用柞木和楢木；因為冬在五行應黑色，而槐樹、檀樹的木心正呈黑色，故冬季應用槐木和檀木；因為季夏在五行應黃色，而桑樹、柘樹的紋理正呈黃色，故季夏當用桑木和柘木。這樣才不違背自然規律。用以上當令的木柴取火來烹調食物，有助於人們養生防病。

卷二

「穀類」

粳米　味甘，北粳性涼，南粳性溫。赤粳性熱，白粳性涼，晚白粳性寒。新粳性熱，陳粳性涼。生米性寒，熟米性熱。新米剛吃的時候，會使人動風氣。陳米下氣容易消化，病人尤其適合吃陳米。粳米與馬肉同食，會引發痼疾。與蒼耳子同食，會誘發卒心痛，此時須迅速把倉米燒成灰，和著蜂蜜調服，否則會立即死亡。好吃生米的大人小孩，會生米瘕的疾患。飯粒落進水缸內，時間久則會腐爛，腐敗發泡後浮到水面，人誤食會生惡瘡。黃粱米，味甘，性平，其穗大毛長，不能耐受水澇與乾旱，稱為竹根黃。黃粱米的香美超過其他米。黃粱米產自西洛，白粱米產自東吳，青粱米產自襄陽。白、青二種粱米，味甘，性微寒。秈米，味甘，性溫。存放時間久的陳廩米，其性涼，炒後則性溫。陳廩米與馬肉同食，會引發痼疾。香稻米，味甘，性軟，其氣味香甜。紅色的粳米稱為香紅蓮，熟得最早。晚熟的粳米稱為香稻米。

糯米　味甘，性溫。多食糯米，會使人發熱，壅塞經絡之氣，令人身體乏力，筋脈弛緩。久食糯米，會讓人引發心悸，以及患癱、疽、瘡、癤腫痛。糯米與酒同食，令人醉酒難醒。糯米性質黏滯，難以消化，小兒和病人更應該忌食。孕婦把糯米與肉摻雜一起食用，對胎兒不利，會使所生的孩子長瘡疥和寸白蟲。馬食糯米，會使腳步沉重。小貓小狗食糯米，會導致腳屈曲而不能行走。人多食糯米，會使人發風動氣，昏昏多睡。糯米與雞肉、雞子同食，會使人生蛔蟲。食鴨肉導致傷食的人，多飲熱糯米泔水可消食。

稷米　味甘，性寒。關西稱作糜子米，又名穄米。成熟早，氣味清香，又稱高粱，即不黏的黍米。多食稷米，會使人發二十六種冷氣病。稷米不可與瓠子同食，不然會使人發冷病。但飲黍穰汁即可痊癒。另外，稷米不可與附子、烏頭、天雄同服，也不要與馬肉同食。

黍米　味甘，性溫。就是黏的稷米。黍有五種，多食使人閉氣。久食黍米，令人多熱煩，引發痼疾，使五臟生理功能降低，令人嗜睡，筋骨弛緩，血脈不通。小兒多食黍米，使小兒遲遲不能行走。小貓小狗食黍米，會導致腳彎曲。黍米與葵菜同食，會使人引發痼疾。與牛肉、白酒同食，會生寸白蟲。赤色黍米，浙人稱為紅蓮米，又稱作赤蝦米。丹黍米，味甘，性微溫，多食難以消化。不要與蜂蜜和葵菜同食。酒醉後躺在黍米稈上，會使人生惡瘡。

蜀黍　味甘澀，性溫。此物像蘆葦和荻一樣高大，又稱蘆粟。黏的蜀黍與黍米功效相同，種植蜀黍可以救濟饑荒，可以飼養家畜。蜀黍的梢可以用來做掃帚，莖可以用來織箔席、編籬笆、燒火做飯。蜀黍的穀殼浸水後呈紅色，可以用來釀紅酒。《博物志》說：「用來種蜀黍的土地，年數久了會出現很多蛇。」玉蜀黍，即番麥，味甘，性平。

粟米　味鹹，性微寒。就是小米。生的粟米不易消化，熟的粟米會阻滯氣機，隔夜食，會使人生蟲。胃冷的人，不要多食。粟米在水裡浸泡腐敗了對人體有害。與杏仁同食，會使人上吐下瀉。大雁食粟米，會導致足重不能飛。粟米能解小麥毒。

秫米　味甘，性微寒。就是黏的粟米。長期食用會阻塞五臟氣機，動風迷悶。秫米性黏滯，容易形成黃積病，小兒不適合多吃。食鵝肉、鴨肉損傷腸胃而得瘕病的人，多喝秫米泔水可以消瘕。

稗子米　味辛甘苦，性微寒。能殺蟲，稗子米煮汁不可灌溉土地，否則會殺死螻蛄和蚯蚓。穇子米，味甘澀，可以食用。

芮（茵）米　味甘，性寒，生在水田的芮（茵）米，幼苗像小麥而比小麥小，四月成熟。狼尾草米，味甘，性平，生長在沼澤地裡，像茅草一樣抽穗。蒯草米，味甘，性平，幼苗像茅草，可以編織草席或擰為草繩。東牆子米，味甘，性平，像葵子一樣蔓延生長，六月播種，九月收成。牛吃了東牆子米特別肥。蓬草子米，味酸澀，性平。生在湖澤中。篩草子米，又稱自然穀，味甘，性平，七月成熟，生於海洲，吃起來像大麥。菰米，味甘，性冷，九月抽莖，開的花像蘆葦的花穗，結的實長一寸左右，霜降後採收。菰米色白滑膩，用來做飯味道香脆，是歉收之年用來賑濟饑荒的糧食。

蘖米　味甘苦，性溫。就是發芽穀，與麥芽功效相同。粃糠，味甘，性平，荒年也可以用來充飢。

粳米　味甘，北粳涼、南粳溫。赤粳熱、白粳涼、晚白粳寒。新粳熱、陳粳涼。生性寒，熟性熱。新米乍食，動風氣，陳米下氣易消，病患尤宜。同馬肉食，發痼疾[一]，同蒼耳食，卒心痛，急燒倉米灰，和蜜漿調服，不爾即死。大人小兒嗜生米者，成米瘕[二]。飯落水缸內，久則腐，腐則發泡浮水面，誤食發惡瘡。黃粱米，味甘，性平，其穗大毛長，不耐水旱，名曰竹根黃。其香美過於諸粱。黃者出西洛，白者出東吳，青者出襄陽。白青二粱，味甘，性微寒。秈米，味甘，性溫。陳廩米年久者，其性涼，炒則溫。同馬肉食，發痼疾。香稻米，味甘，性軟，其氣香甜。紅者謂之香紅蓮，其熟最早。晚者謂之香稻米。

糯米　味甘，性溫。多食發熱，壅經絡之氣，令身軟筋緩。久食發心悸，及癰疽瘡癤中痛。同酒食之，令醉難醒。糯性黏滯難化，小兒病患更宜忌之。妊婦雜肉食之，令子不利，生瘡疥、寸白蟲。馬食之，足重。小貓犬食之，腳屈不能行。人多食，令發風動氣，昏昏多睡。同雞肉、雞子食，生蚘蟲[三]。食鴨肉傷者[四]，多飲熱糯米泔可消。

稷米　味甘，性寒。關西謂之穈子米[五]，又名穄米[六]。早熟清香，一名高粱，即黍之不黏者。多食，

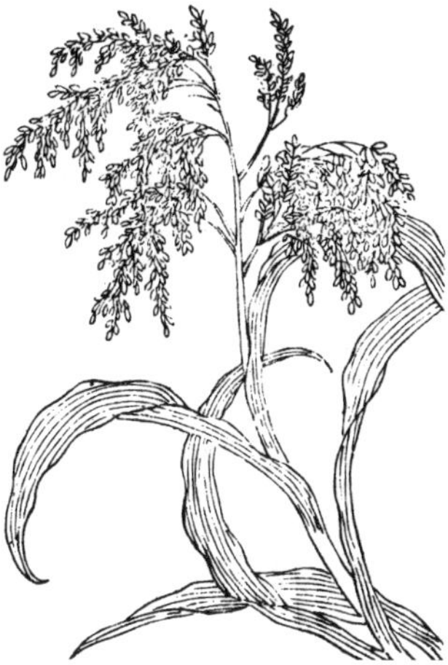

黍

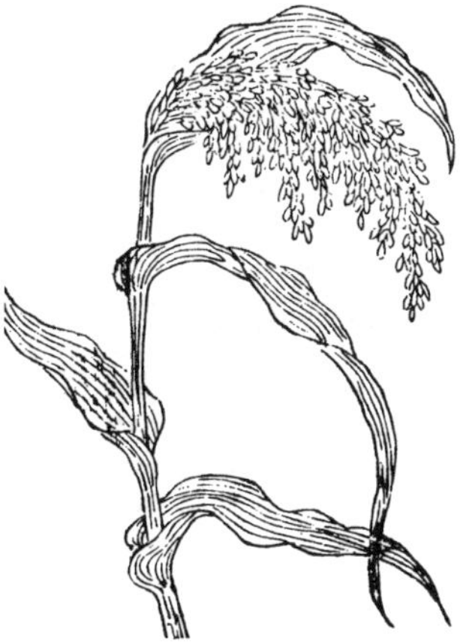

稷

發二十六種冷氣病。不可與瓠子同食[七]，發冷病。但飲黍穰汁即瘥。又不可與附子、烏頭、天雄同服，勿合馬肉食。

黍米　味甘，性溫。即稷之黏者。黍有五種，多食閉氣。久食，令人多熱煩，發痼疾，昏五臟，令人好睡，緩筋骨，絕血脈。小兒多食，令久不能行。小貓犬食之，其腳跼屈[八]。合葵菜食，成痼疾。合牛肉、白酒食，生寸白蟲。赤者，浙人呼爲紅蓮米，又謂之赤蝦米。丹黍米，味甘，性微溫，多食難化。勿同蜂蜜及葵菜食。醉臥黍穰，令人生厲[九]。

蜀黍　味甘澀，性溫。高大如蘆荻，一名蘆粟。黏者與黍同功，種之可以濟荒，可以養畜。梢堪作箒，莖可織箔席、編籬、供爨[十]。其穀殼浸水色紅，可以紅酒。《博物志》云：地種蜀黍，年久多蛇。玉蜀黍即番麥，味甘，性平。

粟米　味鹹，性微寒。即小米也。生者難化，熟者滯氣，隔宿食，生蟲。胃冷者，不宜多食。粟浸水至敗者，損人。與杏仁同食，令人吐瀉。雁食粟，足重不能飛。能解小麥毒。

秫米　味甘，性微寒。即粟之黏者。久食壅五臟氣，動風迷悶。性黏滯，易成黃積病，小兒不宜多食。傷鵝鴨，成瘕者，多飲秫米泔可消。

稗子米　味辛甘苦，性微寒。能殺蟲，煮汁不可沃地，螻蚓皆死。穇子米，味甘澀，可食。

芮米[十一]　味甘，性寒。生水田中，苗子似小麥而小，四月熟。狼尾草米，味甘，性平。生澤地，似茅作穗。蒯草米，味甘，性平。苗似茅，可織席爲索。東牆子米，味甘，性平。蔓生如葵子，

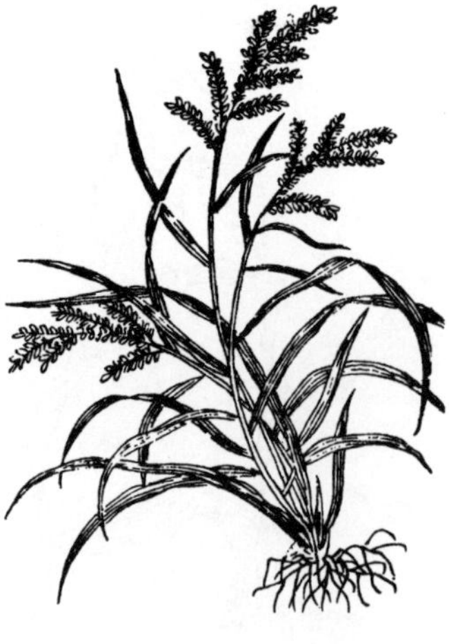

稗

六月種，九月收。牛食之尤肥。蓬草子米，味酸澀，性平。生湖澤中。篩草子米，一名自然穀，味甘，性平。七月熟，生海洲，食之如大麥。菰米，味甘，性冷。九月抽莖，開花如葦芀[十二]，結實長寸許，霜後採之。米白滑膩，作飯香脆，此皆儉年之穀[十三]，食之可以濟飢也。

蘖米[十四] 味甘苦，性溫。即發芽穀也，與麥芽同功。粃糠，味甘，性平，年荒亦可充飢。

[一] 痼疾：積久難以治癒的病。

[二] 米瘕：病症名，本病與《諸病源候論》記載的米症略同，由好吃生米、食多不消、兼挾痰淤積聚而成。主要症狀為脘腹結塊固定不移，常思食生米，難進其他飲食，嘔吐清水等。

[三] 蚘：同「蛔」。

[四] 食鴨肉傷：指因食鴨肉不當損傷脾胃，導致食物不能消化。即傷食，症見胸脘痞悶，噯氣腐臭，厭食，惡心嘔吐，泄瀉等。

[五] ⿸广祭：疑當作「䵻」，即「穄」。《呂氏春秋·本味》：「陽山之穄」漢代高繡注：「穄，關西謂之䵻。」

[六] 穄（jì）：為黍的一個變種，其子實不黏者稱穄。

[七] 瓠（hù）子：一種葫蘆，嫩時可吃。

[八] 跼（jú）：彎曲。

[九] 厲（lài）：通「癩」，惡瘡。

[十] 爨（cuàn）：燒火做飯。

十一 芮：疑為「莔」的誤字，莔音網。《本草綱目》卷二十三：「莔草……陳藏器曰：莔草生水田中，苗似小麥而小。四月熟，可作飯。」

十二 葦芍：疑為「葦艻」。《本草綱目》卷二十三：「菰米，……九月抽莖，開花如葦艻。」艻，古同「苕」，蘆葦的花穗。

十三 儉年：歉收之年，與「豐年」相對。

十四 蘖（niè）：被砍倒的樹木再生的枝芽，引申為植物的芽。

【點評】

書中指出糯米性質黏滯，難以消化，這是因為糯米所含澱粉為支鏈澱粉。支鏈澱粉又稱膠澱粉，其分子相對較大，一般由幾千個葡萄糖殘基組成，難溶於水，故難消化。受時代的局限，書中有些內容是不確切的。例如，糯米與雞肉、雞蛋同食，會使人生蛔蟲。蛔蟲病的產生是因為人們飲食不潔，誤食蛔蟲卵所致。而不是將糯米與雞肉、雞蛋同食就能得蛔蟲病。

大麥　味鹹，性涼。是五穀之首，不會使人動風氣，可長期食用。暴食會使人感到腳無力，是下氣的原因。熟的大麥吃了對人體有益，生冷的大麥吃了會損害人的身體，炒後食用則令人動脾氣。

小麥　味甘，麥性涼。麵性熱。麩性冷。曲性溫。北方麥白天開花，無毒。南方麥夜間開花，有微毒。麵性壅熱，小動風氣，發丹石毒。多食麵會使人得宿癖，助長邪氣。不要與粟米、枇杷同食。凡是食麵損傷腸胃的人，可以食用萊菔、蜀椒來消食。寒食節當日用紙袋盛麵，懸掛在風口處，會去除所有熱性，保存數十年不會腐壞，入藥尤其好。新麥性熱，陳麥性平和。服土茯苓、威靈仙、當歸的人，忌食濕麵。麩中洗出的麵筋，味甘，性涼，用油煎炒後，則性變熱。多食麵筋難以消化，小兒和病人不要食用。

蕎麥　味甘，性寒。脾胃虛寒的患者食用蕎麥，會使人元氣大脫，使眉毛和頭髮脫落。多食難以消化，使人動風氣，令人頭眩。蕎麥用來作麵，和豬羊肉熱食，不要超過八九頓，否則會患熱風，鬍鬚眉毛脫落，再長出的可能性很小。涇、邠以北一帶的人多患這種疾病。蕎麥不要與野雞肉、黃魚同食。蕎麥與各種礬性相反，近期服用蠟礬等丸藥的患者忌食蕎麥。如果誤食，會使人腹痛而致死。用蕎麥稈作墊席，可以消除壁虱。

苦蕎麥　味甘苦，性溫，有小毒。多食苦蕎麥會損傷胃，會發風動氣，能引發許多病。黃疸病人更要忌食苦蕎麥。

麥　味甘，性微寒。暴食麥會使人腳無力，動冷氣，長期吃麥對人體有益。用麥發芽，吃了可以溫中消食。

雀麥　味甘，性平。也可以救濟饑荒，充飢，潤滑腸道。

大麥　味鹹，性涼。爲五穀之長，不動風氣，可久食。暴食似腳弱[一]，爲下氣也。熟則有益，生冷損人，炒食則動脾久[二]。

小麥　味甘，麥性涼。麵性熱。麩性冷。曲性溫。北麥日開花，無毒。南麥夜開花，有微毒。麵性壅熱，小動風氣，發丹石毒。多食長宿癖，加客氣。勿同粟米、枇杷食。凡食麵傷，以萊菔、漢椒消之[三]。寒食日用紙袋盛麵懸風處，熱性皆去，數十年久留不壞，入藥尤良。新麥性熱，陳麥平和。服土茯苓、威靈仙、當歸者，忌濕麵。麩中洗出麵筋，味甘，性涼，以油炒煎，則性熱矣。多食難化，小兒、病人勿食。

蕎麥　味甘，性寒。脾胃虛寒者食之，大脫元氣，落眉髮。多食難消，動風氣，令人頭眩。作麵，和豬羊肉熱食，不過八九頓，即患熱風，鬚眉脫落，還生亦希[四]。涇邠以北，人多此疾。勿同雉肉、黃魚食。與諸礬相反[五]。近服蠟礬等丸藥者忌之。誤食令腹痛致死。蕎麥穰作薦[六]，辟壁虱[七]。

苦蕎麥　味甘苦，性溫，有小毒。多食傷胃，發風動氣，能發諸病。黃疾人尤當忌之[八]。

䵃麥[九]　味甘，性微寒。暴食似腳軟，動冷氣，久即益人。作糵用[十]，溫中消食。

雀麥　味甘，性平。亦可救荒，充飢，滑腸。

一　似：通「以」，使也。
二　久：疑為「氣」字。
三　漢椒：即蜀椒。
四　還生：再生。希，通「稀」。
五　反：是指兩種藥物或食物之間相互拮抗。
六　蕎麥穰（ráng）：蕎麥稈。薦：墊席。
七　辟（pì）：消除。
八　黃疾：指身體面目皆變黃的疾病，即黃疸。
九　穬（kuàng）：穬麥，大麥的一種，成熟時自然脱粒。
十　作蘗：發芽。

〔點評〕

雀麥即我們現在所熟知的燕麥，書中只將其作為救濟饑荒的糧食，沒有過多論述。而當今社會將燕麥視為一種低糖、高營養、高能食品，經過加工後的燕麥片不但食用方便，而且口感也得到改善，尤其適合高膽固醇、高血糖人群食用。燕麥中含有水溶性膳食纖維，它就像海綿一樣吸附膽固醇，減少膽固醇在腸道的吸收。膳食纖維還能使食物在胃裡停留時間延長，推遲小腸對澱粉的消化吸收；水溶性膳食纖維在腸內形成黏狀物，將食物包裹，阻止小腸對澱粉的吸收，使餐後血糖上升趨緩和，胰島素被合理利用，起到控制調節血糖和預防糖尿病的功效。膳食纖維的攝入還可以起到通便的作用，正與書中所言「滑腸」相符。

胡麻　味甘，性平。即黑芝麻。製作胡麻如果不蒸熟的話，食用後會令人落髮。泄瀉患者不要食用胡麻。

白芝麻　味甘，生的性寒，熟的性熱，蒸熟的性溫。多食白芝麻會使人滑腸，使人肌肉消瘦。霍亂和泄瀉患者不要食用白芝麻。放久的白芝麻汁，飲用後會得霍亂。

亞麻　味甘，性微溫，就是壁虱胡麻。亞麻的種子也可以榨油用來點燈，但氣味不好，不可食用。

大麻子仁　味甘，性平。就是火麻子。先落藏於地裡的大麻子仁，食用後會致死。多食大麻子仁會損傷血脈，使精氣滑泄，性功能減弱。婦人多食大麻子仁，就會生經帶疾病。食用大麻子仁時必須去殼，殼有毒而仁無毒。

黑大豆　味甘，性平。煮食則性涼，炒食則性熱，做豆腐則性寒，做豆豉則性冷，造醬或發黃豆芽卷則性平。牛吃了性溫，馬吃了性涼。多食黑大豆，會導致壅氣，使人體重。黑大豆與豬肉同食，使人生內疾。將炒豆和豬肉一起吃，會使小兒氣機壅塞，腹痛不止，十有八九會致死。十歲以上的人不怕這種病。服蓖麻子的人，忌食炒黑豆，如果蓖麻子與炒黑豆同食，會使人脹滿而死。服厚樸的人不要吃黑大豆，否則會使人動氣。小黑豆，味甘苦，性溫。

黃大豆　味甘，生的性溫，炒的性熱，微毒。多食黃大豆會壅阻氣機，生痰作嗽，發瘡疥，令人面黃體重。不可與豬肉同食。小青豆、赤白豆性味相似，都不可與魚及羊肉同食。

赤豆　味甘酸，性平。赤豆與鯉魚鮓同食，使人患肝病黃疸，成消渴症。赤豆同米煮飯及作醬，長期食用會使人發口瘡。驢吃了腿腳輕快，人吃了身體重滯，因為赤豆逐精液，使人肌瘦膚燥。

赤小豆　味甘辛，性平，下行。赤小豆不可與魚鮓同食，長期食用會使機體下降功能太過，使津血滲泄，令人肌瘦身重。但凡紅色的食物，人吃了都會容易上火。赤小豆粉能去衣上油跡。赤小豆花稱作腐婢，能解酒毒，食用後令人多飲不醉。

綠豆　味甘，性寒。宜連皮食用，去皮食用則令人減少壅氣，大概是因為皮性寒而肉性平。與梔子性相反，同食會損害人體，與鯉魚鮓同食，時間久了會使人患肝病黃疸，成渴病。綠豆花解酒毒。

扁豆　味甘，性微溫。患冷氣及寒熱病的人，不要食用。

蠶豆　味甘微辛，性平。多食蠶豆會使人滯氣成積，發脹作痛。

雲南豆　味甘，性溫，有毒。雲南豆煮著吃味道頗佳，多食令人發寒熱，手心腳心發麻，要趕快嚼生薑解毒。這是從雲南傳來的豆種，土壤不同，若不知道製用的方法，吃了很容易讓人生病。

豇豆　味甘鹹，性平。水腫的患者不要食豇豆。中鼠莽毒的人，煮豇豆汁飲用，就可解毒。想要試驗它的效果，先割鼠莽苗，潑上豇豆汁，鼠莽苗的根就會爛掉，不再生長。

豌豆　味甘，性平，多食豌豆會使人發氣病。薇，味甘，性寒，即野豌豆。

御米　味甘，性平。多食御米能通利大小便，動膀胱氣。此物就是罌粟子。

薏苡仁　味甘，性微寒。因寒症筋脈緊縮的人，不可食用。薏苡仁性善走下，孕婦食後會導致墮胎。

蕨粉　味甘，性寒，生於山中的有毒。多食蕨粉使人目暗鼻塞，毛髮脫落，性功能減退。病患食蕨粉，令邪氣壅阻經絡筋骨。患冷氣人食蕨粉，令人腹脹。小兒食蕨粉，令腳無力不能行走。生食蕨粉，會生蛇瘕，削弱人的性功能，不是好的食物。不要與莧菜同食。

胡麻 味甘，性平。即黑脂麻。修製蒸之不熟，令人髮落。泄瀉者勿食。

白芝麻 味甘，生性寒，熟性熱，蒸熟者性溫。多食滑腸，抽人肌肉[一]。霍亂及泄瀉者勿食。其汁停久者，飲之發霍亂。

亞麻 味甘，性微溫。即壁虱胡麻也。其實亦可榨油點燈，但氣惡不可食。

大麻子仁 味甘，性平，即火麻子也。先藏地中者，食之殺人。多食損血脈，滑精氣，痿陽道[二]。婦人多食，即發帶疾[三]。食須去殼，殼有毒，而仁無毒也。

黑大豆 味甘，性平。煮食則涼，炒食則熱，作腐則寒，作豉則冷，造醬及生黃卷則平[四]。牛食之溫，馬食之涼。多食，發五臟結氣，令人體重。豬肉同食，令生內疾。小兒同炒豆、豬肉並食，令壅氣，腹痛難止，致死十有八九。年十歲以上者，不畏也。服蓖麻子者，忌炒黑豆，犯之，脹滿致死。服厚樸者忌之，動氣也。小黑豆，味甘苦，性溫。

黃大豆 味甘，生性溫，炒性熱，微毒。多食壅氣，生痰動嗽，發瘡疥，令人面黃體重。不可同豬肉食。小青豆、赤白豆性味相似，並不可與魚及羊肉同食。

赤豆 味甘酸，性平。同鯉魚鮓食[五]，令肝黃，成消渴。同米煮飯及作醬，食久發口瘡。驢食足輕，人食身重，以其逐精液，令肌瘦膚燥也。

赤小豆 味甘辛，性平下行。不可同魚鮓食，久服則降令太過，使津血滲泄，令人肌瘦身重。凡色赤者食之，助熱損人。豆粉能去衣上油跡。花名腐婢，解酒毒，食之令人多飲不醉。

綠豆 味甘，性寒。宜連皮用，去皮則令人少壅氣，蓋皮寒而肉平也。反榧子，害人，合鯉魚鮓食，久令人肝黃，成渴病。花解酒毒。

扁豆 味甘，性微溫。患冷氣及寒熱病者，勿食。

蠶豆　味甘微辛，性平。多食滯氣成積，發脹作痛。

雲南豆　味甘，性溫，有毒。煮食味頗佳，多食令人寒熱，手足心發麻，急嚼生薑解之。此從雲南傳種，地土不同，不識製用，食之作病。

豇豆　味甘鹹，性平。水種者勿食[六]。中鼠莽毒者[七]，煮汁飲之，即解。欲試其效，先刈鼠莽苗，以汁潑之，便根爛不生。

豌豆　味甘，性平。多食發氣病。薇，味甘，性寒，即野豌豆。

御米　味甘，性平。多食利二便，動膀胱氣。此即罌粟子也。

薏苡仁　味甘，性微寒。因寒筋急，不可食用。以其性善走下也，妊婦食之墮胎。

蕨粉　味甘，性寒。生山中者有毒。多食令目暗鼻塞，落髮弱陽[八]。病患食之，令邪氣壅經絡筋骨。患冷氣人食之，令腹脹。小兒食之，令腳軟不能行。生食蕨粉，成蛇瘕，能消人陽事[九]，非良物也。勿同莧菜食。

一　抽：消滅。

二　痿陽道：減弱性功能。

三　發帶疾：婦女經帶疾病。

四　生黃卷：發黃豆芽。

五　鮓（zhǎ）：用鹽、米粉醃製的魚。

六　種：疑為「腫」，形近而訛。

七　鼠莽：草名。即莽草，又作芒草，有毒，食之令人迷惘，故名。山人用此草毒鼠，謂之鼠莽。

八 弱陽：減弱、降低性功能。

九 消人陽事：減弱人的性功能。

【點評】

古人有些説法是應該引起今人注意的。如食胡麻（黑芝麻）可以生髮烏髮，此原為古今所共曉，但是作者又説胡麻不能生吃，一定要蒸熟或炒熟後才能食用，如果吃生的黑芝麻，反而會導致脱髮。又如蕨粉，當今被譽為「綠色食品」、「天然健康食品」。但作者認為生於山中的野蕨有毒，多食蕨粉會導致脱髮、性功能減退、腹脹、腿腳乏力，認為蕨粉並不是一種適合人類的好食物。古人的經驗可以作為參考，並可在具備一定的條件時加以驗證。

卷三

「菜類」

韭菜　味辛，微酸，性溫。春天吃韭菜味香，對人有益處，夏天吃味臭，冬天吃會使人動宿飲，五月吃韭菜，會使人昏沉乏力。冬天未出土的韭菜，稱為韭黃。在地窖中培育出的韭菜，叫黃芽韭。食黃芽韭會使人氣滯，大概是因為其被壓抑，不見天日、無法舒展的緣故。霜打過的韭菜，吃了會使人嘔吐。多食韭菜會使人神昏目暗，酒後更要忌食。有心腹痼冷病的患者，吃韭菜會導致病情加劇。熱病後十日內吃韭菜，能令人發困。韭菜不可與蜂蜜及牛肉同食，否則會使人生癥瘕疾患。食用韭菜後口臭，可以吃各種糖去除。

薤　味辛苦，性溫、滑。又稱為藠子。薤的葉子像細蔥，中空而有稜角，根像蒜。薤有赤、白二種顏色，赤色的味苦，白色的生食味辛，熟食味香，發熱病人不宜多食。三、四月不要食用生的薤，否則會使人流眼淚和唾液，不可與牛肉同食，否則會使人得癥瘕。也有說薤與蜂蜜性相反，忌同食。

蔥　味辛，葉溫、根鬚平。正月食生蔥，會使人臉上起遊風。多食蔥使人虛氣上沖，損傷鬍鬚和毛髮，使人五臟閉絕，神志發昏。因為蔥性發散，使人骨節開散，汗流出來。生蔥與蜂蜜同食，會使人下痢。燒蔥與蜜同食，會使人壅阻氣機而致死。生蔥與棗同食，令人腹脹。與雉肉、雞肉、犬肉同食，常常使人患血病。與雞蛋同食，使人氣短。蔥不要與楊梅同食。長期吃胡蔥會使人傷神，健忘，視力下降，血脈不通，發痼疾，患狐臭。患蟲蛀牙痛的人食蔥會使病情加重。蔥與青魚同食，生蟲蛆。四月不要食胡蔥，否則會使人氣喘多驚。服地黃、何首烏、常山的人忌食蔥。所有的蔥都與蜂蜜性相反。

小蒜　味辛，性溫，有小毒。小蒜葉可以和食物一起煮，小蒜根比大蒜頭小而且蒜瓣較少。三月不要食小蒜，會傷人神志心性。與魚鱠、雞蛋同食，令人奪氣，令睾丸疼痛。腳氣風病人及時病後，忌食小蒜。又說小蒜與蜂蜜性相反。生食小蒜容易使人發怒，熟食小蒜使人易引發淫慾，有損人的精神。

大蒜　味辛，性溫，有毒。生食大蒜傷肝氣，損目光，臉上無光彩，傷肺傷脾。與青魚鮓、鯽魚同食，令人腹內生瘡，腸內腫。還會生疝瘕，生黃疾。與蜂蜜同食，會致死。多食大蒜，會生痰，助火，眼花。四、八月食大蒜，會使人傷神、喘促、心亂。多食生蒜後行房事，會損傷肝臟，面失光彩。凡服一切補藥及地黃、牡丹皮、何首烏的人，要忌食大蒜。大蒜能解蟲毒，消肉積。與雞肉同食，會使人瀉痢。與雞蛋同食，使人氣促。大蒜不要與狗肉同食。孕婦食大蒜，則會使所生的孩子患目疾。

韭菜　味辛，微酸，性溫。春食香益人，夏食臭，冬食動宿飲，五月食之昏人乏力。冬天未出土者，名韭黃。窖中培出者，名黃芽韭。食之滯氣，蓋含抑鬱未伸之故也。經霜韭食之，令人吐。

多食昏神暗目，酒後尤忌。有心腹痼冷病，食之加劇。熱病後十日食之，能發困。不可與蜂蜜及牛肉同食，成癥瘕[一]。食韭口臭，啖諸糖可解。

薤　味辛苦，性溫、滑。一名　子[二]，其葉似細葱，中空而有棱，其根如蒜。有赤白二種，赤者味苦，白者生食辛、熟食香，發熱病不宜多食。三四月勿食生者，引涕唾，不可與牛肉同食，令人作癥瘕。一云與蜂蜜相反。

葱　味辛，葉溫、根鬚平。正月食生葱，令人面上起遊風。多食令人虛氣上沖，損鬚髮，五臟閉絕，昏人神。爲其生發，散開骨節，出汗之故也。生葱同蜜食，作下利。燒葱同蜜食，壅氣殺人。生葱合棗食，令人臚脹[三]。合雉肉、雞肉、犬肉食，多令人病血。同雞子食，令氣短。勿同楊梅食。胡葱久食傷神，令人多忘，損目明，絕血脈，發痼疾，患狐臭。蠹齒人食之轉甚[四]。同青魚食，生蟲蛆。四月勿食胡葱，令人氣喘多驚。服地黃、何首烏、常山者，忌食葱、忌諸葱。並與蜜相反。

小蒜　味辛，性溫，有小毒。其葉和煮食物，其根比大蒜頭小而瓣少。三月勿食，傷人志性。同魚鱠雞子食[五]，令人奪氣，陰核疼[六]。腳氣風病人及時病後，忌食之。一云與蜜相反。生食增恚[七]，熟食發淫，有損性靈也[八]。

大蒜　味辛，性溫，有毒。生食傷肝氣，損目光，面無顏色，傷肺傷脾。生蒜合青魚鮓、鯽魚食，令人腹內生瘡，腸中腫。又成疝瘕，發黃疾。合蜜食，殺人。多食，生痰，助火，昏目。四、八月食之，傷神，令人喘悸[九]。多食生蒜行房，損肝失色。凡服一切補藥及地黃、牡丹皮、何首烏者，忌之。能解蟲毒，消肉積。同雞肉食，令瀉痢。同雞子食，令氣促。勿同犬肉食。妊婦食之，令子目疾。

一 癥（zhēng）瘕：中醫指腹腔內結塊的病。

二 藠（jiào）：薤（xiè）的別稱。

三 臚：腹部。

四 蠚（hē）齒人：蟲蛀牙痛之人。蠚，毒蟲螫（shì）痛。《廣雅·釋詁》：「蠚，痛也。」

五 魚鱠：切成薄片的魚肉。

六 陰核：指睾丸。

七 恚（huì）：憤怒。

八 性靈：性情、精神。

九 悖（bèi）：心亂。

【點評】

書中指出：「生葱同蜜食，作下利。燒葱同蜜食，壅氣殺人。」葱和蜂蜜均為常見食物，單獨食用並無毒性，而兩者同食，卻被視為禁忌。其實，早在兩千多年前的古醫書《金匱要略．果實菜穀禁忌並治第二十五》中就記載：「生葱不可共蜜食之，殺人。」《本草綱目》卷二「相反諸藥」中也有「蜜反生葱」。今有人就此進行實驗研究，發現葱汁和蜂蜜混合後對小白鼠進行灌胃，能導致小白鼠死亡。至於兩者合用產生毒性的原因有待進一步研究（《葱汁與蜂蜜共同灌胃對小白鼠的毒性》，

《徐州醫學院學報》，二〇〇五年，第三期）。可見，古代一些食物禁忌的說法，是我們的祖先在長期生活實踐中積累下來的經驗之談，是客觀存在的事實，其中暗含著可能與現代科學理論相通的道理，只是很多說法尚未被今人所證實，或雖被證實，但仍未探明其中的機理。

蕓薹菜　味辛，性溫。就是現在的油菜。多食蕓薹菜，會使人牙齒疼痛，損害性功能，生瘡疾，生蟲積。春天食蕓薹菜，會引起膝關節發冷的舊疾。腰、腳有病的人，食用蕓薹菜會令病情加重。狐臭病人服補骨脂時，忌食蕓薹菜。

菘菜　味甘，性溫。就是白菜。多食菘菜，會使人皮膚瘙癢。胃寒的人食菘菜過多，會導致惡心、口吐白沫、腹瀉。夏至之前食菘菜過多，會使人發風動疾。有足病的人忌食菘菜。服用的藥中有甘草的患者，忌食菘菜，否則會導致疾病不能痊癒。北方地區沒有菘菜，北方人到南方，不服水土而得病，忌食菘菜。其性涼，可以用生薑解除。服用蒼朮、白朮的人，忌食菘菜。

芥菜　味辛，性溫。多食芥菜會使人目視不清，動風發氣。芥菜與鯽魚同食，使人患水腫病。與兔肉、鱉肉同食，使人生惡瘡病。有瘡瘍、痔疾、便血的患者，忌食芥菜。生食芥菜易使人發丹石藥毒。細葉有毛的芥菜對人體有害。人多食芥苔，會助火生痰，發瘡動血。酒後多食芥菜，會使人筋骨弛緩。芥子味辛，性熱，多食會使人上火，目視不清，泄氣傷精。芥菜不要與雞肉同食。

莧菜　味甘，性冷利。多食莧菜，會使人發風動氣，心煩氣悶，使中焦寒冷而損傷腹部。凡是脾胃泄瀉的人不要食莧菜。莧菜與蕨粉同食，易使人生瘕病。孕婦食莧菜容易導致滑胎，臨盆時食莧菜則容易生產。莧菜不可與鱉同食，否則使人生鱉瘕。

菠菜　味甘，性冷滑。多食菠菜，會使人腳軟無力，發腰痛，動冷氣，腹冷患者食菠菜後必定腹瀉。菠菜不可與鱔魚同食，否則會引發霍亂。北方人食用煤火薰炙加工後的肉類和麵食，再食菠菜則能中和食物偏性。南方人食用性偏濕熱的魚類和大米，再食菠菜則性偏寒涼，就會使人大小腸冷利滑泄。

萵苣菜　味甘苦，性冷，微毒。多食萵苣菜，會使人目視不清，性功能減退。虛寒病人不適合食用萵苣菜。紫色的萵苣菜有毒，所有的蟲不敢靠近。毒蛇接觸萵苣菜後，則眼睛昏花，視物不清。人食用萵苣菜中毒後，可以用薑汁解毒。

白苣菜　味苦，性寒。很像萵苣，但葉子上長有白毛。白苣菜與乳酪同食，會使人得齲齒。多食白苣菜會導致小腸作痛。虛寒患者不適合

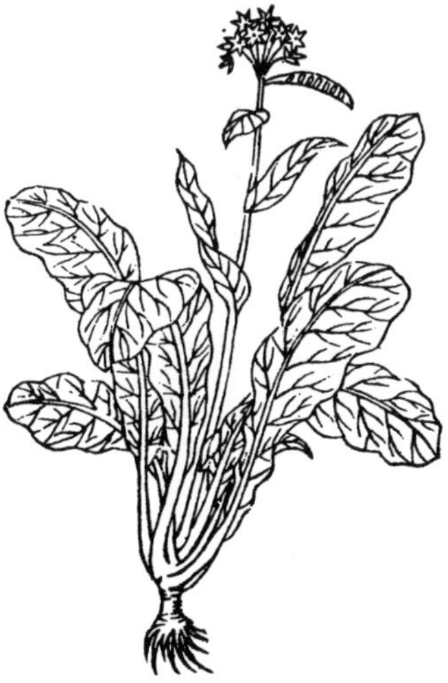

蕓薹

食用白苣菜。婦人產後食用白苣菜，會導致腹冷作痛。

苦菜　味苦，性寒。就是苦蕒。家種的苦菜，稱為苦苣。苦菜不可與蜂蜜同食，會使人生內痔。脾胃虛寒的人忌食苦菜。養蠶婦女不可食用苦菜，否則會使蠶蛾發青、潰爛。野苣如果折了五六次之後，再長出來的部份反而味道甘滑，勝於家種的苦菜。

蕓薹菜　味辛，性溫。即今之油菜。多食，發口齒痛，損陽道，發瘡疾，生蟲積。春月食之，發膝中痼冷。有腰腳病者，食之加劇。狐臭人並服補骨脂者，忌食之。

菘菜　味甘，性溫。即白菜。多食，發皮膚瘙癢，胃寒人食多，令惡心吐沫作瀉。夏至前食多，發風動疾。有足病者忌食。藥中有甘草，忌食菘菜，令人病不除。北地無菘，彼人到南方，不勝地土之宜，遂病，忌菘菜。其性當作涼，生薑可解。服蒼、白朮者，忌之。

芥菜　味辛，性溫。多食昏目，動風發氣。同鯽魚食，患水腫。同兔肉、鱉肉食，成惡瘡病。有瘡瘍痔疾便血者，忌之。生食，發丹石藥毒。細葉有毛者，害人。芥苔多食，助火生痰，發瘡動血。酒後食多，緩人筋骨。芥子味辛，性熱，多食，動火昏目，洩氣傷精。勿同雞肉食。

莧菜　味甘，性冷利。多食，發風動氣，令人煩悶，冷中損腹。凡脾胃泄瀉者勿食。同蕨粉食，生瘕。妊婦食之滑胎，臨月食之易產。不可與鱉同食，生鱉瘕[一]。

菠菜　味甘，性冷滑。多食，令人腳弱，發腰痛，動冷氣，先患腹冷者，必破腹[二]。不可與䱇魚同食[三]，發霍亂。北人食煤火薰炙肉麵，食此則平。南人食濕熱魚米，食此則冷，令大小腸冷滑也。

萵苣菜　味甘苦，性冷，微毒。多食昏人目，痿陽道。患冷人不宜食。紫色者有毒，百蟲不敢近，蛇虺觸之[四]，則目瞑不見物。人中其毒，以薑汁解之。

白苣菜　味苦，性寒。似萵苣，葉有白毛。同酪食，生蟲䘌[五]。多食令小腸痛。患冷氣者勿食。產後食之，令腹冷作痛。

苦菜　味苦，性寒。即苦蕒[六]。家種者，呼爲苦苣。不可合蜜食，令人作內痔。脾胃虛寒者忌食。蠶婦不可食，令蛾子青爛。野苣若五六回拗後[七]，味反甘滑，勝於家種也。

[一] 鱉瘕：病症名，八瘕之一。《諸病源候論·癥瘕病諸候》：「鱉瘕者，謂腹中瘕結如鱉狀是也。」
[二] 破腹：即腹瀉。
[三] 䱇（shàn）：同「鱔」。
[四] 虺（huǐ）：毒蛇。
[五] 䘌（hē）：毒蟲。
[六] 蕒（mǎi）：苦蕒菜。因與「苦苣」形狀、性味近似，古人統稱為苦菜。
[七] 拗（ào）：折。

【點評】

書中指出萵苣菜「多食昏人目」，現代醫學研究發現萵苣中的萵苣生化物對視神經有刺激作用，所以過多地或是經常食用萵苣，會發生頭昏嗜睡的中毒反應，導致夜盲症或誘發其他眼疾。多食萵苣引起的夜盲和眼疾，停食後就會好轉。然而，萵苣菜還是具有較高的營養價值的，尤其適合糖尿病患者。萵苣中碳水化合物的含量較低，而無機鹽、維生素則含量較豐富，尤其是含有較多的煙酸。煙酸是胰島素的啟動劑，糖尿病人經常吃些萵苣，可改善糖的代謝功能。此外，又有研究發現，萵苣中含有一種芳香烴羥化脂，能夠分解食物中的致癌物質亞硝胺，防止癌細胞的形成，對於消化系統的肝癌、胃癌等，有一定的預防作用，也可緩解癌症患者放療或化療的反應。因此，萵苣不宜一次性多食，而應適量地、經常性食用，如此能起到健體防病及輔助性治療的作用。

萊菔根　辛甘，葉味苦，性溫。就是蘿蔔。萊菔根能解豆腐、麵的毒性。萊菔根不可與地黃同食，否則令人頭髮變白。多食萊菔根會使人動氣，可以用生薑來緩解。服何首烏等各種補藥的人忌食萊菔根。

胡蘿蔔　味甘辛，性微溫。對人體只有益處沒有害處，適合食用。

芫荽　味辛，性溫，微毒。即胡荽。多食芫荽，會使人傷神、健忘、出汗。患有狐臭、口氣、齲齒、腳氣、金瘡的人，不能食用芫荽。久病的患者，食用芫荽會使人腳軟。芫荽與斜蒿同食，令人汗臭難以痊癒，食用芫荽根會引發痼疾。服一切補藥及白朮、牡丹皮的人，忌食芫荽。不要與豬肉同食。孕婦食用芫荽，會導致難產。

茄子　味甘淡，性寒，有小毒。多食茄子會使人動風氣，引發痼疾和瘡疥。虛寒體質和脾胃虛弱的人不要吃茄子。任何疾病患者都不要吃茄子，虛寒患者更要忌食。秋天過後食用茄子會損害眼睛。茄子與大蒜同食，會使人得痔漏。多食茄子，會使人腹痛下痢，女人多食茄子會損傷子宮而不能懷孕。蔬菜當中只有茄子對人體沒有益處。

芋艿　味辛甘，性平滑，有小毒。生芋艿味辛辣、苦澀、有毒，不可食用。芋艿性滑下痢，所以服食養生家忌食。多食芋艿會困脾，引發宿冷，導致氣滯，難消化。紫芋破氣。野芋形葉與家芋相似，有大毒，食用後能致死。誤食野芋導致煩悶垂死的人，用土漿及糞清、大豆汁來解毒。

山藥　味甘，性溫，平。山藥與鯽魚同食，對人體沒有益處。山藥與麵同食，會使人動氣。山藥入藥忌用鐵器煎煮。甘薯，味甘，性平。

茼蒿　味甘辛，性平。多食茼蒿，使人動風氣，擾亂人的心神，使人氣滿。

馬齒莧　味酸，性寒滑。又稱為九頭獅子草，俗名是醬瓣草。有一種葉大的馬齒莧不能食用。孕婦食馬齒莧會導致流產。

葵菜　味甘，性寒。葵菜是百菜之首，能解丹石毒。葵菜性冷滑利，胃寒泄瀉的人不要食用。葵菜與黍米同食，與鯉魚及魚鮓同食，會損害人體。時病後食葵菜，會使人目暗不明。葵菜不能與砂糖同食。孕婦食用葵菜，會導致滑胎。葵菜的菜心有毒，忌食。葵菜葉尤其性冷滑利，不可多食。莖發紅、葉發黃的葵菜不能食用。生吃葵菜會引發舊病根，服任何藥時均忌食葵菜。蜀葵苗也可以食用，但久食會使人情志及精神遲鈍。被狗咬傷的人食用蜀葵苗，疾病會立即發作，永遠不會康復。葵菜與豬肉同食，使人面色無光彩。吃葵菜必須要有蒜，沒有蒜不能食葵菜。葵菜性雖冷，如果加熱後食，會使人悶熱，動風氣。四月不要食葵菜，否則會引發宿病。

蕁菜　味甘，性寒滑。生在湖澤中，蕁菜葉類似荇菜的葉子，但沒那麼圓。形狀像馬蹄。多食及熟食會使人氣壅不下，損胃傷齒，毛髮脫落。令人臉色晦暗，得痔瘡。七月間有蠟蟲附在蕁菜上，誤食會使人得霍亂。蕁菜和醋同食，會使人骨痿。時病後不要食蕁菜。

芹菜　味辛甘，性平。芹菜能解丹石毒。芹菜和醋同食會損傷牙齒，有鱉瘕的患者不可食用芹菜。春季和秋季，要防止毒蛇遺留精液在芹菜上，誤食會使人面部和手部的皮膚顏色發青，胸腹脹痛，得蛟龍症。服錫糖二、三碗，每天三次，嘔吐後疾病便痊癒。種在水澤附近的芹菜較好，生長在高田的芹菜不能食用。有一種赤芹有毒，忌食。

水芹　味辛甘，性平。生長在陸地上的芹叫做旱芹，其性滑利。有種開黃花的芹有毒，食用後能致死，就是毛芹。赤芹生長在水濱，形狀像赤芍藥，葉子深綠色，而背部是赤紅色。赤芹性溫，味酸，有毒。胡芹生在低窪潮濕的地方，三、四月長出苗，一支胡芹根能叢生出像蒿草一樣的芹苗，白毛蓬鬆，嫩的時候可以吃。胡芹味甘辛，性溫。蛇喜歡吃胡芹，春夏季節更替的時候，最重要的是防止蛇遺留精液在胡芹上，誤食會使人得蛟龍瘕。胡芹和醋同食，會損傷人的牙齒。飲食禁忌與芹菜一樣。

萊菔根　辛甘，葉辛苦，性溫。即蘿蔔。能解豆腐、麵毒。不可與地黃同食，令人髮白。多食動氣，生薑可解。服何首烏諸補藥忌食。

胡蘿蔔　味甘辛，性微溫。有益無損，宜食。

芫荽　味辛，性溫，微毒，即胡荽。多食，傷神健忘，出汗。有狐臭、口氣、䘌齒、腳氣、金瘡者[一]，並不可食。久病患食之腳軟。同斜蒿食[二]，令人汗臭難瘥，根發痼疾。凡服一切補藥及白朮、牡丹皮者，忌之。勿同豬肉食。妊婦食之，令子難產。

茄子　味甘淡，性寒，有小毒。多食動風氣，發痼疾及瘡疥。虛寒、脾弱者勿食，諸病患莫食，患冷人尤忌。秋後食茄損目。同大蒜食，發痔漏。多食，腹痛下利，女人能傷子宮無孕。蔬中唯此無益。

芋艿　味辛甘，性平滑，有小毒。生則味薟有毒[三]，不可食。性滑下利，服餌家所忌[四]。多食困脾[五]，動宿冷滯氣，難克化。紫芋破氣。野芋形葉與家芋相似，有大毒，能殺人。誤食煩悶垂死者，以土漿及糞清、大豆汁解之。

山藥　味甘，性溫，平。同鯽魚食，不益人。同麵食，動氣。入藥忌鐵器。甘薯[六]，味甘，性平。

茼蒿　味甘辛，性平。多食，動風氣，薰人心[七]，令氣滿。

馬齒莧　味酸，性寒滑。一名九頭獅子草，俗名醬瓣草。一種葉大者，忌食。妊婦食之，令墮胎。

葵菜　味甘，性寒。爲百菜之長，解丹石毒。性冷滑利，胃寒泄瀉者，勿食。同黍米食，同鯉魚及魚鮓食，並害人。時病後食之，令目暗。勿同沙糖食。妊婦食之，令胎滑。其菜心有毒，忌食。葉尤冷利，不可多食。莖赤葉黃者勿食。生葵發宿疾，與百藥相忌。蜀葵苗亦可食，但久食鈍人志性。被犬齧者，食之即發，永不瘥也。合豬肉食，令人無顏色。食蒜葵須用蒜，無蒜勿食之。葵性雖冷，若熱食之，令人熱悶，動風氣。四月勿食，發宿疾。

蓴菜　味甘，性寒滑。生湖澤中，葉如荇而差圓[八]。形似馬蹄。多食及熟食令擁氣不下[九]，損胃

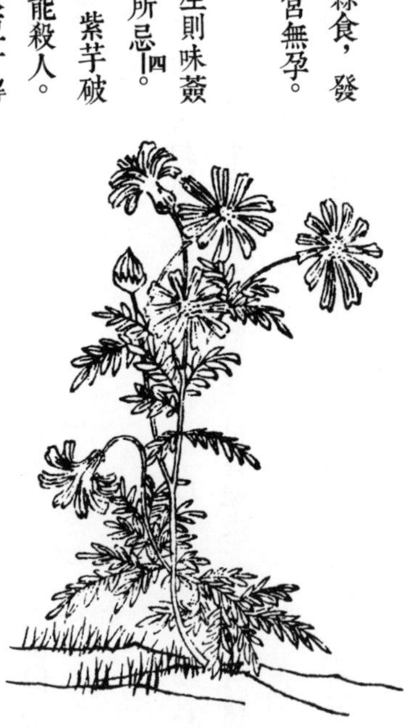

茼蒿

傷齒，落毛髮。令人顏色惡，發痔瘡。七月間有蠟蟲著上，誤食令霍亂。和醋食，令人骨痿。時病後勿食。

芹菜　味辛甘，性平。殺丹石毒。和醋食損齒，有鱉瘕人不可食。春秋二時，宜防蛇虺遺精，誤食令面手發青，胸腹脹痛，成蛟龍症。服餳糖二三盌，日三度，吐出便瘥。種近水澤者良，高田生者勿用。一種赤芹有毒，忌食。

水芹　味辛甘，性平。生地上者名旱芹，其性滑利。一種黃花者有毒殺人，即毛芹也。赤芹生於水濱，狀類赤芍藥，其葉深綠，而背甚赤。其性溫，味酸，有毒。胡芹生卑濕地，三四月生苗，一本叢出如蒿[十]，白毛蒙茸[十一]，嫩時可茹。其味甘辛，性溫。蛇喜嗜芹，春夏之交，防遺精於上，誤食成蛟龍瘕。和醋食，令人損齒。忌同芹菜。

一　䘌（nǐ）齒：即齲齒。
二　斜蒿：又名邪蒿。《本草綱目》卷二十六：「邪蒿，時珍曰：此蒿葉紋皆邪（斜），故名。……詵曰：生食微動風，作羹食良。不與胡荽同食，令人汗臭氣。」
三　薟（xiān）：指辛辣苦澀。《集韻·沾韻》：「薟，辛毒之味。」
四　服餌家：服食養生家。
五　困脾：是指水濕等影響脾胃消化功能。
六　甘薯（shǔ）：即紅薯。
七　薰：同「熏」，擾動，擾亂。
八　差：相當於「頗」，「稍微」。

九 擁：通「雍」。

十 本：根。

十一 蒙茸：蓬鬆，雜亂的樣子。

【點評】

書中認為茄子是「蔬中唯此無益」。然而，二〇一一年全球健康食品排行榜中，茄子在蔬菜類排名第五。現代醫學認為茄子的營養豐富，含有蛋白質、脂肪、碳水化合物、維生素以及鈣、磷、鐵等多種營養成分，其中維生素P的含量特別高。維生素能使血管壁保持彈性和生理功能，保護心血管、抗壞血酸。所以茄子並非如書中所說的那麼一無是處。但是應當看到茄子性屬寒涼，入秋後的茄子更具寒性，多食對身體無益。這一點，古代文獻多有記載，如明代李時珍在《本草綱目》中引前代諸家之說：「茄子……凡久冷人不可多食，損人動氣，發瘡及痼疾。秋後食多損目。茄性寒利，多食必腹痛下利，女人能傷子宮也。」民間也認為茄子（尤其秋茄子）多食性寒傷脾胃，所以用茄子做菜往往要加生薑，或煎炸或油燜，就是為了去其寒性。故脾胃虛寒者、腸胃虛弱易腹瀉者，不宜多食茄子，尤其是秋茄子。婦女不宜多食茄子，也是為了防其性寒而導致宮寒不孕。偽養生食療專家張悟本認為生吃長條茄子就等於吃降脂藥，它不僅吸油，治血脂黏稠，還能治腫瘤。這個說法沒有科學根據。茄子是很容易吸油，但是膳食脂肪到了身體裡面，變化並不像拿抹布擦油，而是一個生理過程。至於治腫瘤，更是無稽之談。未經烹製過的生茄子，性寒易傷脾胃，如果不分青紅皂白，只要是高血脂、高血黏度者，都去生吃茄子，那麼非但降不了血脂、血黏度，反而會損傷腸胃，危害身體。

茭白　味甘淡，性冷滑。多食茭白，使人下焦冷。茭白與生菜、蜂蜜同食，會引發痼疾，使性功能減退。服巴豆的人忌食茭白。

刀豆子　味甘，性溫。多食刀豆子，使人氣閉頭脹。

蕪菁　味辛苦，性溫。就是諸葛菜。蕪菁在北方地區尤其多，春天食菜苗，夏天食菜心，秋天食菜莖，冬天食菜根。多食蕪菁，會使人動風氣。

菾菜　味甘苦，性寒滑。就是甜菜。又稱為莙薘菜，道家忌諱此名。菾菜莖燒成灰，再淋上汁用來洗衣，能把衣服洗得像玉一樣白。胃寒的人食菾菜，會使人動氣腹瀉。原本有腹冷的人食菾菜，必定腹瀉。

苜蓿　味苦澀，性平。多食苜蓿，會導致冷氣進入筋脈中，人就會消瘦。苜蓿與蜂蜜同食，令人下痢。

落癸葉　味酸，性寒滑。即胭脂菜。脾冷的人不可食用落癸葉，曾被狗咬過的人食用落癸葉，會使疾病終身不愈。

黎豆　味甘微苦，性溫，有小毒。黎豆子和刀豆子大小一樣，淡紫色，有像狸紋一樣的斑點。煮去黑汁後再煮一次才好。多食黎豆，使人發悶。

白花菜　味苦辛，性涼。又稱為羊角菜。多食白花菜，會使人動風氣，阻滯臟腑，困脾發悶，不可與豬心、豬肺同食。

紅花菜　味甘，性平。孕婦忌食紅花菜。黃花菜，味甘，性涼，又稱為萱花。

黃瓜菜　味甘微苦，性涼。黃瓜菜的顏色為黃色，氣味像瓜，形狀像薤。

馬蘭　味辛，性微溫。醃製後貯藏起來用作蔬菜，非常好吃。

草決明　味甘，性涼。春天採摘可以作蔬菜，花和子都能用來泡茶。

蕹菜　味甘，性平。難產婦人適合食用蕹菜。解野葛毒時，取蕹菜汁滴在野葛苗上，野葛苗立刻枯萎死亡。

東風菜　味甘，性寒。有冷積的病人不要食用東風菜。

薺菜　味甘，性溫。取薺菜莖作挑燈的杆杖，可驅除蚊子和飛蛾，被稱為護生草。薺菜子叫做蒫食，味甘，性平，饑荒之年採薺菜子，用水調成塊狀後，煮成的粥性黏滑，患氣病的人食用，會使人動冷氣。不能與麵同食，令人胸背發悶。

服丹石人不可食。

蘩蔞　味酸，性平。又稱為鵝腸菜。蘩蔞與魚鮓同食，會使人得消渴病，使人健忘。蘩蔞的功效是能去惡血，但不可久食，恐怕將血液耗盡。

蕺菜　味辛，性微溫，有小毒。又稱為魚腥草。多食蕺菜，會使人氣喘。小兒食蕺菜，會導致三歲尚不能行走，一走路便覺得腳痛。有腳氣的人食蕺菜，可能一輩子無法痊癒。久食蕺菜，會使人虛弱，損陽氣，消精髓。

茭白　味**甘**淡，性冷滑。多食，令下焦冷。同生菜、蜂蜜食，發痼疾，損陽道。服巴豆人忌之。

刀豆子　味**甘**，性溫。多食，令人氣閉頭脹。

蕪菁　味**辛苦**，性溫，即諸葛菜。北地尤多，春食苗，夏食心，秋食莖，冬食根。多食，動風氣。

菾菜　味**甘苦**，性寒滑，即甜菜。一名莙薘菜，道家忌之。其莖燒灰淋汁洗衣，白如玉色。胃寒人食之，動氣發瀉。先患腹冷人食之，必破腹。

苜蓿　味**苦**澀，性平。多食，令冷氣入筋中，即瘦人。同蜜食，令人下痢。

落葵葉　味酸，性寒滑，即胭脂菜。脾冷人不可食，曾被犬齧者食之，終身不瘥。

黎豆　味**甘**微**苦**，性溫，有小毒。其子大如刀豆子，淡紫色，有斑點如狸文。煮去黑汁，再煮乃佳。多食，令人發悶。

白花菜　味**苦辛**，性涼。一名羊角菜。多食，動風氣，滯臟腑，困脾發悶，不可與豬心肺同食。

紅花菜　味**甘**，性平。妊婦忌食。黃花菜，味**甘**，性涼，一名萱花。

黃瓜菜　味甘微苦，性涼。其色黃，其氣似瓜，其菜形如薤。

馬蘭　味辛，性微溫。醃藏作茹[二]，甚良。

草決明　味甘，性涼。春採爲蔬，花、子皆堪點茶。

薤菜　味甘，性平。難產婦人宜食。解野葛毒，取汁滴野葛苗，當時萎死[三]。

東風菜　味甘，性寒。有冷積人勿食。

薺菜　味甘，性溫。取其莖作挑燈杖[四]，可辟蚊蛾，謂之護生草。其子名蒫食[五]，味甘，性平，饑歲採之，水調成塊，煑粥甚黏滑，患氣病人食之，動冷氣。不與麵同食，令人背悶。服丹石人不可食。

蘩蔞　味酸，性平。一名鵝腸菜。同魚鮓食，發消渴病，令人健忘。性能去惡血，不可久食，恐血盡也。

蕺菜　味辛，性微溫，有小毒。一名魚腥草。多食，令人氣喘。小兒食之，三歲不行，便覺腳痛。素有腳氣人食之，一世不愈。久食，發虛弱，損陽氣，消精髓。

[一] 文：同「紋」。

[二] 茹：蔬菜。

[三] 當時：即時。

[四] 挑燈杖：用來挑油燈的杆子。

[五] 蒫（cuó）：薺菜籽。《爾雅・釋草》：「蒫，薺實。」

【點評】

薺菜，又名地菜，是大江南北人們喜愛的一種常食野菜。薺同齊，齊者濟也，此草饑荒時能果腹，戰場受傷時可止血活命，功勳頗大，作用齊全，故名。本書未涉及薺菜有止血功效，但現代醫學研究發現薺菜中含有的薺菜酸有止血作用。蕺菜又稱為魚腥草、側耳根，是中國中南、西南地區人們偏愛的一種常食野菜，此物也是一味常用的草藥，具有很好的清熱解毒的功效，對於肺部感染性疾病（如急性支氣管炎、急性肺炎、肺膿瘍等）尤其適合。而書中指出「多食，令人氣喘」，可能是由於魚腥草具有較強烈的腥味，對某些人來說，多食有可能引發氣喘。

蒲公英　味甘，性溫。嫩苗可食，能解食物中毒，又稱為黃花地丁草。

翹搖　味辛，性平。即野蠶豆。生食翹搖，會使人吐清水。

鹿藿　味甘，性平。即野綠豆。生、熟鹿藿都可食用，鹿藿子可煮食，或磨成麵做餅，蒸著吃。

灰滌菜　味甘，性平。灰滌菜可中和刺毛蟲、蜘蛛咬傷的毒性。灰滌菜子可磨成粉用來燒飯吃。

秦荻藜　味辛，性溫。秦荻藜在生的蔬菜之中最為香美。

香椿苗　味甘辛，性平。多食香椿苗使人神昏，擾動十二經脈。香椿苗與豬肉、熱麵同食，大多使人脘腹脹滿。

五茄芽　味甘辛，性溫。

枸杞苗　味甘苦，性寒。枸杞苗解麵毒，與乳酪性相反。

甘菊苗　味甘微苦，性涼。生、熟甘菊苗都可以食用。食用真菊能使人延年益壽。食用野菊，會損傷脾胃，使人泄瀉。

綠豆芽菜　味甘，性涼。但綠豆芽因受鬱抑之氣而生長，所以多食會使人發瘡動氣。

竹筍　味甘，性微寒。各種筍都是發物，使氣血寒凝，多食筍會導致難以消化，脾臟困弱，小兒多食筍會得瘕病。筍與羊肝同食，會使人失明。筍不要與砂糖同食。堇筍，味辛澀難食，多食會使人發風動氣，作脹。多食淡竹筍，會使人胸背懣悶，發腳氣。刺竹筍有小毒，食用後會使人掉頭髮。箭竹筍，性質硬，難以消化，小兒不要食用。桃竹筍，味苦有小毒，南方人稱作黃筍，用灰汁煮後可

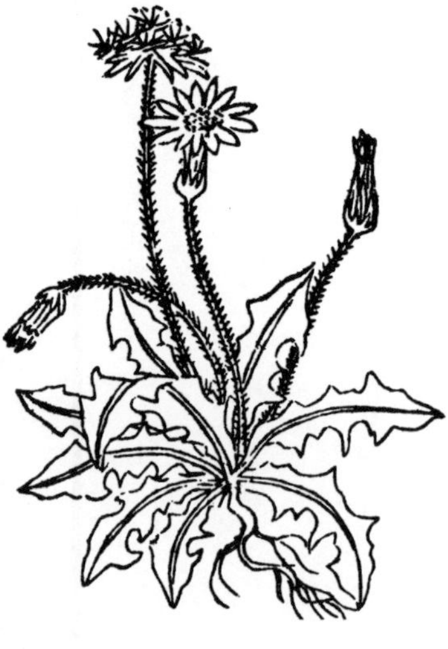

蒲公英

以食用，否則會刺人咽喉。酸筍出產於粵南，用沸水浸泡後，倒去苦水，放在冷井水中浸泡二三日後，取出的筍細得像絲繩一樣，用醋煮後可以食用。凡煮筍時放入少量的薄荷和食鹽，則味不辛澀，或用灰湯先煮過，再煮一次味道才好。蘆筍忌巴豆，乾筍忌砂糖、鱘魚、羊心肝，食筍傷胃後，可用香油、生薑解除。

荊芥　味辛，性溫。荊芥可當作菜食用，長期吃會使人得渴疾，擾亂人的五臟神。荊芥與驢肉、無鱗魚性相反。不要與黃顙魚同食。荊芥與蟹同食，會使人動風。

壺瓠　味甘，性平滑。多食壺瓠，會使人嘔吐、泄瀉，得疥瘡。患腳氣、虛脹和冷氣的人食用壺瓠，疾病永遠不能康復。

壺盧　味苦，性寒，有毒。壺盧有甘、苦二種口味。通常認為用雞糞作肥料壅培在壺盧旁，或讓牛馬踏踐其處，則長出來壺盧的口味會變苦。

冬瓜　味甘淡，性寒。經過嚴霜後食用好。陽性體質的人食用冬瓜會增肥，陰性體質的人食用冬瓜會變瘦。冬瓜煮著吃，能洗滌五臟，是因為冬瓜有下氣的功效。冬瓜冷食會使人變瘦。九月食冬瓜，會使人反胃。陰虛的人和長期反胃的患者，忌食冬瓜。久食冬瓜子，會使人中焦寒冷。

南瓜　味甘，性溫。多食南瓜，會使人得腳氣、黃疸。南瓜與羊肉同食，令人氣壅。南瓜不能與豬肝、赤豆、蕎麥麵同食。

菜瓜　味甘淡，性寒。患時病後不可食用菜瓜。與牛乳、魚鮓同食，都能引發疾病。生食菜瓜，會使人中焦受冷，動氣，使人心痛、臍下癥結。多食菜瓜令人虛弱不能行走，小兒則更加嚴重。還會引發瘡疥。空腹生食菜瓜，會導致胃脘痛。菜瓜能使人視力下降，觀察驢、馬食菜瓜就會眼爛，從中即可知道菜瓜的這種特性。

黃瓜　味甘淡，性寒，有小毒。多食黃瓜，耗損人的陰血，得瘧病，生瘡疥，積瘀熱，發疰氣，令人虛熱上逆。人患腳氣虛腫及諸病時疫之後，不可食用黃瓜。小兒更要禁忌，否則易中臟滑瀉，得疳蟲疾患。黃瓜作菜時要多放醋，宜少放點生薑，這樣可以制約黃瓜的水氣。

絲瓜　味甘，性冷。多食絲瓜令人陽痿，滑泄精氣。

蒲公英　味**甘**，性溫。嫩苗可食，解食毒，一名黃花地丁草。

翹搖　味辛，性平，即野蠶豆。生食，令人吐水。

鹿藿　味**甘**，性平。即野綠豆。生熟皆可食，其子可煮食，或磨麵作餅蒸。

灰滌菜　味**甘**，性平。殺刺毛蟲、蜘蛛咬毒。其子可磨粉炊飯。

秦荻藜　味**辛**，性溫。於生菜中最稱香美。

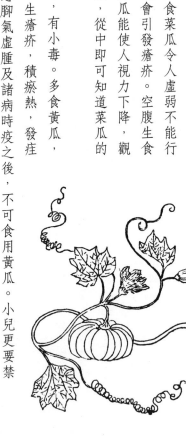

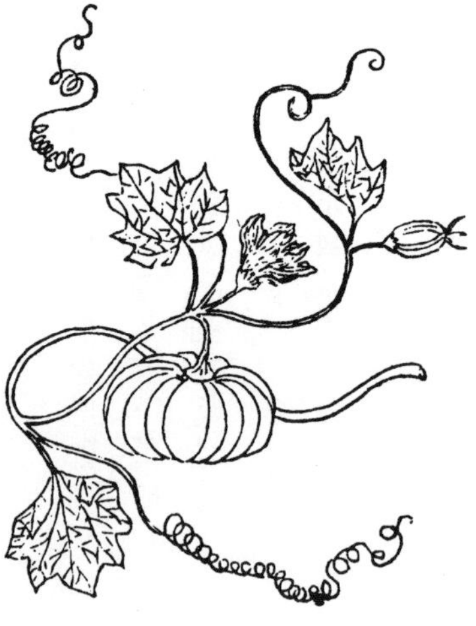

南瓜

香椿苗　味甘辛，性平。多食昏神，薰十二經脈。同豬肉、熱麵食，多令人中滿。

五茄芽　味甘辛，性溫。

枸杞苗　味甘苦，性寒。解麵毒，與乳酪相反。

甘菊苗　味甘微苦，性涼。生熟可食。真菊延齡[一]。野菊食之，傷胃瀉人。

綠豆芽菜　味甘，性涼。但受鬱抑之氣所生，多食發瘡動氣。

竹筍[二]　味甘，性微寒。諸筍皆發，冷血及氣，多食，難化困脾，小兒食多成瘕。同羊肝食，令人目盲。勿同沙糖食。堇筍[三]　味薟難食，多食，發風動氣，作脹。淡竹筍，多食，發背悶腳氣。刺竹筍，有小毒，食之落人髮。箭竹筍，性硬難化，小兒勿食。桃竹筍，味苦有小毒，南人謂之黃筍，灰汁煮之可食，不爾，戟人喉。酸筍，出粵南，用沸湯泡去苦水，投冷井水中浸二三日取出，縷如絲繩，醋煮可食。凡煮筍，少入薄荷、食鹽，則味不薟，或以灰湯煮過，再煮乃佳。蘆筍忌巴豆，乾筍忌沙糖、鱘魚、羊心肝，食筍傷，用香油、生薑解之。

荊芥　味辛，性溫。可作菜，食久動渴疾，熏人五臟神[四]。反驢肉、無鱗魚。勿與黃顙魚同食。與蟹同食，動風。

壺瓠　味甘，性平滑。多食令人吐利，發瘡疥。患腳氣虛脹，冷氣者食之，永不除也。

壺盧　味苦，性寒，有毒。有甘、苦二種，俗謂以雞糞壅之，或牛馬踏踐，則變而爲苦。

冬瓜　味甘淡，性寒。經霜後食良。陽臟人食之肥[五]，陰臟人食之瘦[六]。煮食，能練五臟[七]，爲下氣也。冷者食之瘦人。九月食之，令人反胃。陰虛久病及反胃者，並忌食之。白瓜子久食[八]，寒中。

南瓜　味甘，性溫。多食，發腳氣、黃疸。同羊肉食，令人氣壅。忌與豬肝、赤豆、蕎麥麵同食。

菜瓜　味**甘**淡，性**寒**。時病後不可食。同牛乳、魚鮓食，並成疾。生食，冷中動氣，食心痛臍下癥結[九]。多食令人虛弱不能行，小兒尤甚。發瘡疥。空心生食[十]，令胃脘痛。菜瓜能暗人耳目[十一]，觀驢馬食之即眼爛，可知其性矣。

黃瓜　味**甘**淡，性**寒**，有**小毒**。多食，損陰血，發瘧病，生瘡疥，積瘀熱，發疰氣[十二]，令人虛熱上逆。患腳氣虛腫及諸病時疫之後，不可食。小兒尤忌，滑中，生疳蟲。勿多用醋，宜少和生薑，制其水氣。

絲瓜　味**甘**，性**冷**。多食令痿陽事，滑精氣。

一　延齡：即延年。

二　竹筍：即竹的嫩芽，味鮮美，可作蔬菜。

三　菫（jǐn）：竹名。

四　五臟神：人的五種精神活動，即神、魂、魄、意、志，分別為心、肝、肺、脾、腎五臟所藏。

五　陽臟人：即陽盛體質的人。《景嶽全書》卷一：「陽臟者，必平生喜冷畏熱，即朝夕食冷，一無所病，此其陽之有餘也。」

六　陰臟人：即陽虛陰盛體質的人。《景嶽全書》卷一：「陰臟者，一犯寒涼，則脾腎必上，此其陽不足也。」

七　練：通「湅」，洗滌。

八　白瓜子：疑為「冬瓜子」。

九 食：疑為「令」。

十 空心：即空腹。

十一 暗人耳目：使人視力下降。耳目：偏義複詞，偏指目。

十二 疰（zhù）氣：是指一些具有傳染性和病程遷延的疾病。

【點評】

冬瓜被認為是減肥妙品，因為冬瓜中所含的丙醇二酸，能有效地抑制糖類轉化為脂肪，加之冬瓜本身不含脂肪，熱量不高。古人也認識到冬瓜有減肥的作用，古人更提出應當根據體質的不同，選擇食物。因不同體質的人食用同一食物，會產生不同效果。如書中指出：「冬瓜……陽臟人食之肥，陰臟人食之瘦。」

木耳　味甘，性平，有小毒。有毒蛇毒蟲從下面經過的木耳，有大毒。長在楓木上的木耳，食用後令人笑而不能停止。採回來後變色的木耳、晚上能發光的木耳、快爛了卻不生蟲的木耳、赤色及仰面生長的木耳，都有毒不可食用。只有生長在桑、槐、榆、柳樹上的木耳最好，生長在柘木上的木耳稍差一點。食用生長在其餘樹木上的木耳，會使人動風氣，引發痼疾，令人肋下拘急，經絡受損，背膊脹悶。不能與野雞肉、野鴨、鵪鶉同食。食木耳中毒的人，把生冬瓜藤搗出的汁與地漿一起飲用，可解毒。

香蕈　味甘，性平。香蕈感受陰濕之氣生長而成，善於散發冷氣，多和生薑一起吃比較好。生長在山裡偏僻地方的香蕈有毒，食後能致死。早開花的蕈有毒，不能食用。

天花蕈　味甘，性平。五臺山多蛇，天花蕈感受蛇的氣息而生長，所以味道雖美但對人體無益。煮天花蕈的時候，要用金銀器試驗，若金銀器不變黑，這樣的天花蕈才可以食用。

磨菰（蘑菇）蕈　味甘，性寒。有一種說法認為蘑菇蕈有毒，不可多食，否則動風氣發病。不要與野雞肉同食。雞樅，味甘，性平，出產於雲南。

土菌　味甘，性寒，有毒。生長在槐樹上的土菌比較好，生長在野田中的土菌有毒，食後能致死。多食土菌，會使人發冷氣，令人腹中隱隱作痛，發五臟風，壅阻經脈，引起痔漏，令人昏昏嗜睡，肩背四肢無力。土菌在冬天和春天沒有毒性，夏天和秋天有毒性。也許是有蛇蟲從下面經過。夜間能發光的土菌、快爛了卻不生蟲的土菌、煮不熟的土菌、煮過之後的湯照人沒有影子的土菌、上面有毛下面沒有花紋的土菌、仰面朝上卷曲赤色的土菌、生長在墳墓中棺木上的土菌，都有毒性，食後能致死。不要與野雞肉、鵪鶉同食，中毒後，可用地漿和糞汁來解毒。煮菌的時候放入薑末和飯粒，如果顏色變黑，食後能致死。不變黑的土菌沒有毒性。或者把苦茗和白礬含在嘴裡，用勺取新汲的水咽下去，能夠解毒。孕婦食土菌，會使所生的孩子得風疾。廣南人殺了毒蛇，用草蓋住蛇，再灑上水，數日後就長菌，採下來曬乾碾成末。加入酒中，飲用後能使人中毒，再次飲酒，立刻毒發身亡。另外，南方的少數民族用胡蔓草把人毒死，把屍體懸在樹上，汁液滴到地上，長出菌子採收起來，叫做菌藥。這種菌藥有劇毒。這些情況都不能不瞭解，所以一併記下來。苦竹菌有劇毒，忌食。

羊肚蕈　味甘，性寒。患冷積、腹痛、泄瀉的人，不要食用羊肚蕈。

葛花菜　味苦甘，性涼。出產於各大名山。深秋季節來臨，像芝菌一樣湧現生長在地上，色赤味脆，也屬於蕈類。

地耳　味甘，性寒。地耳在春、夏季的雨中生長，雨停後迅速採摘，一旦見到陽光就不能食用，俗名為地踏菰。

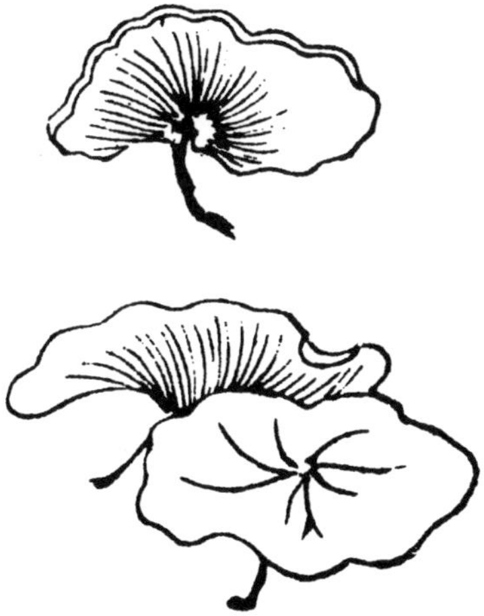

香蕈

石耳　味甘，性平。石耳味道勝過木耳。

鹿角菜　味甘，性大寒。解麵毒。男性不可長久食用鹿角菜，會引發痼疾，損傷腰腎經絡血氣，使人腳冷痲痹，臉色暗淡無光。

龍鬚菜　味甘，性寒。患冷氣的人不要食用龍鬚菜。

石花菜　味甘鹹，性大寒滑。有寒積的人食石花菜，會使人腹痛。多食石花菜會使人性功能減弱，引發下身虛寒。

紫菜　味甘鹹，性寒。多食紫菜令人發氣、腹痛，有冷積的人食紫菜，會使人口吐白沫。飲少許熱醋可以緩解。紫菜中可能有小螺螄，為了防止損傷人，必須揀乾淨才能食用。凡是海菜都應該這樣處理。石蓴，味甘，性平，像紫菜一樣是青色的。凡是海菜都要忌食甘草。

海帶　味甘鹹，性寒滑。不可與甘草同食。

海苔　味甘鹹，性寒。多食海苔，會使人發瘡疥，令人痿黃，少血色。

木耳　味甘，性平，有小毒。惡蛇蟲從下過者，有大毒。楓木上生者，食之令人笑不止。採歸色變者、夜視有光者、欲爛不生蟲者、赤色及仰生者，並有毒不可食。唯桑、槐、榆、柳樹上生者良，柘木者次之[一]。其餘樹生者，動風氣，發痼疾，令人肋下急，損絡，背膊悶。不可合雉肉、野鴨、鵪鶉食。中其毒者，生搗冬瓜蔓汁並地漿可解。

香蕈　味甘，性平。感陰濕之氣而成，善發冷氣，多和生薑食良。生山僻處者，有毒殺人。早英蕈有毒[二]，不可食。

天花蕈　味甘，性平。五臺山多蛇，蕈感其氣而生，故味雖美而無益。煑時以金銀器試之，不變黑者，方可食之。

磨菰蕈　味甘，性寒。一云有毒，不可多食，動風氣發病。勿同雉肉食。雞樅[三]，味甘，性平，出雲南。

土菌　味甘，性寒，有毒。槐樹上生者良，野田中者，有毒殺人。多食，發冷氣，令人腹中微微痛，發五臟風，擁經脈[四]，動痔漏，令人昏昏多睡，背膊四肢無力。冬春無毒，夏秋有毒。或有蛇蟲從下過也。夜中有光者、欲爛無蟲者、煑之不熟者、煑訖照人無影者、上有毛下無紋者、仰卷赤色者、墳墓中生棺木上者，並有毒殺人。勿同雉肉、鵪鶉食，中其毒者，地漿及糞汁解之。煑菌時投薑屑飯粒，若色黑者，殺人。否則無毒。或以苦茗白礬，勺新水咽下[五]，解之。妊婦食之，令子風疾。廣南人殺毒蛇，覆之以草，以水灑之，數日菌生，採乾爲末。入酒毒人，遇再飲酒，毒發立死。又南夷以胡蔓草毒人至死，懸屍於樹，汁滴地上，生菌子收之，名菌藥。毒人至烈。此皆不可不知，故並記之。苦竹菌有大毒，忌食。

羊肚蕈　味甘，性寒。患冷積腹痛泄瀉者，勿食。

葛花菜　味苦甘，性涼。產諸名山。秋霜浮空[六]，如芝菌湧生地上，色赤味脆，亦蕈類也。

地耳　味甘，性寒。春夏生雨中，雨後速採，見日即不堪用，俗名地踏菰。

石耳　味甘，性平。味勝木耳。

鹿角菜　味甘，性大寒。解麵毒。丈夫不可久食，發痼疾，損腰腎經絡血氣，令人腳冷痹，少顏色。

龍鬚菜 味甘，性寒。患冷氣人勿食。

石花菜 味甘鹹，性大寒滑。有寒積人食之，令腹痛。多食弱陽，發下部虛寒。

紫菜 味甘鹹，性寒。多食令人發氣腹痛，有冷積者食之，令吐白沫。飲熱醋少許可解。其中防小螺螄損人，須揀淨用。凡海菜皆然。石蓴，味甘，性平，似紫菜而色青。

凡海菜忌甘草。

海帶 味甘鹹，性寒滑。不可與甘草同食。

海苔 味甘鹹，性寒。多食，發瘡疥，令人痿黃，少血色。

一 柘（zhè）木：一種長綠灌木。

二 早英蕈（xùn）：早開花的蕈。

三 雞㙡（zōng）：菌類植物名，又名「雞菌」。出雲南，生沙地間，高腳傘頭。點茶烹肉均宜，氣味皆似香蕈。

四 擁：通「壅」，堵塞。

五 新水：即新汲水。

六 秋霜浮空：指深秋季節來臨。

[點評]

木耳是生長在多種闊葉樹的腐木上的真菌，本書對生長在不同樹木上木耳的性狀、毒性、禁忌等作了說明。值得一提的是木耳之中的黑木耳是著名的山珍，可食、可藥、可補，有「素中之葷」的美譽，國際美食界稱之為「中餐中的黑色瑰寶」。木耳的營養價值主要是含鐵量極為豐富，還含有維生素K和抗腫瘤活性物質。此外，木耳中膠質可把殘留在人體消化系統內的灰塵、雜質吸附集中起來排出體外；對膽結石、腎結石等內源性異物也有比較顯著的化解功能。

卷四

李子　味甘酸，性微溫。多食李子會使人腹脹，發痰瘧虛熱。與蜂蜜及雀肉、雞肉、雞蛋、鴨肉、鴨蛋同食，會損傷五臟。與漿水同食，使人得霍亂。不要與麋、鹿、獐肉同食。味苦澀的李，不可食用。放在水中不下沉的李有毒，不要食用。服朮的人忌食李。孕婦食李，會使小孩生瘡疥。

杏子　味甘酸，性熱，有小毒。杏對人體沒有益處。生食杏，多會損傷筋骨。多食杏子，使人神昏，令膈熱生痰，使舊疾復發，發瘡癰，使鬍鬚和眉毛脫落。眼睛有疾患的人多食杏，會使人失明。小兒多食杏，會形成壅熱，導致瘡癤的疾患。產婦更加應該忌食杏。杏仁，味甘苦，性溫，有小毒。人食用有兩個仁的杏仁後會致死。開花六次的杏，核必定是雙仁的。杏仁作湯，泛起的白沫不去除的話，食用後會使人氣壅身熱。湯放置隔夜後飲用，會使人動冷氣，能消狗肉和索粉的食積。人誤食有雙仁的杏仁，或者食杏仁過多，會使人神志昏迷，精神錯亂，瀕臨死亡。快速取杏根煎湯服用，可緩解。八旦杏仁，味甘，性溫，多食，也會使舊疾復發。

桃子　味甘酸，性溫，微毒。多食桃會損傷脾胃，助生內熱，使人膗脹，發瘡癤。與鱉肉同食，會使人患心痛病。飲用洗過桃的水，會使人泄瀉，得淋證和寒熱病。桃能發丹石毒。生桃尤其會損害人體，食生桃對人體只有壞處沒有好處。

五果之中桃列為下品，服朮的人忌食桃。桃仁，味甘苦，性平。雙仁的桃仁有毒，應該去除。不要用千葉的桃花，否則會使人眼睛發黃，鼻子出血不止。

栗子　味甘鹹，性溫。生食栗子則使人發氣，蒸熟或炒熟後食則使人氣壅。風乾的栗子，生、熟都可以吃，再經過日曬，會產生油灰的氣味。與橄欖同食，會有梅花的香味。中間扁的栗子稱為栗楔。栗做成栗粉食，勝過菱角、芡實。但栗粉用來餵養小兒，會使小兒不長牙齒。患風疾及水腫的人，都不適合吃栗子。小兒不能多食栗子，生的吃了難以消化，熟的吃了阻滯氣機，會引起膈熱，生蟲等病症。栗子不要與牛肉同食。悄悄地取一個栗咬破，蘸上香油和其他栗子一起炒，所有栗子都不會爆開。取出在栗苞中自己裂開的栗子，用濕潤的沙子密藏，來年夏初還像剛採摘的一樣。如果栗苞不是自己裂開，從樹上墜落的栗子，不能長時間貯藏，而且容易腐爛。

棗子　味甘，生的性熱，熟的性平。棗子生食，多使人熱渴、腫脹，動臟腑，損脾元，助濕熱。發寒熱、胃弱、羸瘦的人不能食棗子。棗與蜜同食，損傷五臟。多食熟棗，會使人牙齒發黃，得齲齒。棗與蔥同食，會使五臟不和。棗與各種魚同食，會使人腰腹疼痛。棗子不要與鱉、蟹同食。長期吃棗最容易損傷脾胃，助濕熱。患牙病、疳病、齲齒以及腹中脹滿的人，不要吃棗子。小兒多食棗，會得疳病。棗葉微毒，吃了會使人消瘦，長期吃會使人嘔吐。

柿子　味甘，性寒。柿子多食，會使人發痰。柿子與酒同食，容易使人醉酒，或者發心痛欲死。柿子與蟹同食，使人腹痛腹瀉，或者嘔吐昏悶，只有把木香磨成汁，灌下去才能解毒。鹿心柿更加不能食，會使人寒中腹痛。乾柿不要與鱉肉同食，難以消化，容易食積。凡是未成熟的紅柿，用冷鹽湯浸泡，可以存放一年左右。但用鹽保存的柿子稍微有點毒性。

梅子　味酸，性平。多食梅子會損傷牙齒、筋骨、脾胃，使人膈上痰熱。服用黃精的人忌食梅子。梅子不要與豬、羊肉，麋、鹿、獐肉同食。食梅子引起牙齒酸軟的人，嚼胡桃肉可以緩解。梅子與韶粉同食，就不會使牙齒酸軟。烏梅性溫，忌與豬肉同食。白梅與烏梅功效相同。暗香湯的做法是：取半開的梅花，把蠟熔化後封住花口，放到蜜罐中，每取一二朵梅花，就加一匙蜂蜜，開水沖泡飲用。用清水揉搓梅葉，再用來洗蕉布做的衣服，整個夏天衣服都不會變脆。梅葉煎湯，用來清洗發霉的衣服，霉斑立刻去除，非常神奇。

梨　味甘微酸，性寒。梨吃多了，會使人中焦受寒，損傷脾胃，使人萎困。金瘡患者、哺乳的婦女，產後血虛的人，不要吃梨。梨生食，會使人得冷痢病。梨與蘿蔔相間錯放置收藏，或者削掉梨蒂，放在蘿蔔上面收藏，可以貯藏一整年不腐爛。現在北方人經常把梨在樹上包裹起來，過冬後才採摘，也非常神奇。

李子　味**甘酸，性微溫。多食令人臚脹，發痰瘧虛熱。同蜜及雀肉、雞肉、雞子、鴨肉、鴨子食，損五臟。同漿水食，令霍亂。勿同麋、鹿、獐肉食。李味苦澀者，不可食。不沉水者，有毒，**

勿食。服朮人忌之。妊婦服之，子生瘡疥。

杏子　味甘酸，性熱，有小毒。不益人。生食，多傷筋骨。多食，昏神，令膈熱生痰，動宿疾，發瘡癰，落鬚眉。病目者食多，令目盲。小兒多食，成壅熱，致瘡癤。産婦尤宜忌之。杏仁，味甘苦，性溫，有小毒。兩仁者殺人。花開六出，核必雙仁。杏仁作湯，白沫不解者，食之，令氣壅身熱。湯經宿者，動冷氣，能消犬肉索粉積[二]。雙仁者誤食，或食杏仁多，致迷亂將死。急取杏根煎湯服，可解。八旦杏仁，味甘，性溫，多食，亦能動宿疾也。

桃子　味甘酸，性溫，微毒。多食，損脾助熱，令膨脹，發瘡癤。同鱉肉食，患心痛。食桃浴水，令泄瀉，成淋及寒熱病。能發丹石毒。生桃尤損人，食之有損無益。五果列桃爲下，服朮人忌之。桃仁，味甘苦，性平。雙仁者有毒，宜去之。桃花勿用千葉者，令人目黄鼻衄不止。

栗子　味甘鹹，性溫。生食則發氣，蒸炒熱食則壅氣。風過者，生熟咸宜，再經日曬，作油灰氣。同橄欖食，有梅花香。中扁者名栗楔[三]。栗作粉食，勝於菱芡。但飼小兒，令齒不生。患風疾及水腫者，並不宜食。小兒不可多食，生則難化，熟則滯氣，膈熱，生蟲，往往致病。勿同牛肉食。窨取一栗咬破，蘸香油和衆栗炒，俱不發爆。取苞中自裂出栗子，以潤沙窨藏，夏初尚如新也。如苞未樹上自墜者，不能久藏，且易腐。

棗子　味甘，生性熱，熟性平。生食，多令人熱渴膨脹，動臟腑，損脾元，助濕熱。患寒熱胃弱羸瘦人不可食。同蜜食，損五臟。熟棗多食，令人齒黄生。同葱食，令五臟不和。同諸魚食，令腰腹痛。勿與鱉蟹同食。久食最損脾，助濕熱。患齒病、疳病、蟲及中滿者，勿食。小兒食多，生疳。棗葉，微毒，服之使人瘦，久即嘔吐。

柿子　味甘，性寒。多食，發痰。同酒食，易醉，或心痛欲死。同蟹食，令腹痛作瀉，或嘔吐昏悶，唯木香磨汁，灌之可解。鹿心柿尤不可食，令寒中腹痛。乾柿勿同鱉肉食，難消成積。凡紅柿未熟者，以冷鹽湯浸，可經年許。但鹽藏者微有毒。

梅子　味酸，性平。多食，損齒傷筋，蝕脾胃，令人膈上痰熱。服黃精人忌之。不可與豬、羊肉、麞、鹿、獐肉同食。食梅齒齼者[四]，嚼胡桃肉解之。梅子同韶粉食不酸、不軟牙[五]。烏梅性溫，忌豬肉。白梅與烏梅同功。暗香湯[六]，取半開梅花，溶蠟封花口投蜜罐中，每取一二朵，同蜜一匙，點滾水服。清水揉梅葉洗蕉葛衣[七]，經夏不脆。梅葉煎湯，洗霉衣即去，甚妙。

梨　味甘微酸，性寒。多食，令人寒中，損脾，萎困。金瘡、乳婦產後血虛者，勿食。生食，多成冷痢。梨與蘿蔔相間收藏，或削梨蒂，種於蘿蔔上藏之，皆可經年不爛。今北人每於樹上包裹，過冬乃摘，亦妙。

[一] 漿水：古代一種釀製的微帶酸味的飲料。據本書卷一，其製法為將熱的粟米飯浸入冷水中，五六日即成漿水。參見卷一「水火」之「漿水」專條。

[二] 索粉：豆類做的粉絲，也稱「線粉」。

[三] 栗楔（xiē）：栗子的一種。

[四] 齼（chǔ）：因食酸味食物，牙齒酸軟。《玉篇・齒部》：「齼，齒傷醋也。」

[五] 韶粉：即鉛粉，又稱胡粉、朝粉。古時由韶州等地專造，故名。

[六] 暗香：指梅花清幽的香氣。

[七] 蕉葛：夏布的一種。

【點評】

本節中不但介紹了水果的性味、毒性，與其他食物的配伍禁忌等，而且對水果的收藏也有所涉及。如書中指出：「取苞中自裂出栗子，以潤沙密藏，夏初尚如新也。如苞未樹上自墜者，不能久藏，且易腐。」栗子充分成熟後，會自然落地，這樣的栗實飽滿、耐藏。因為未充分成熟的栗實含水量大，呼吸強度高，大量發熱，若不儘快進行處理，栗實易霉爛。

木瓜　味酸澀，性溫。忌與鐵器接觸。多食木瓜，易損傷牙齒和筋骨。用鉛霜或胡粉塗在木瓜上，就能使木瓜去除酸味，而且果肉無渣。木瓜樹用來作桶，拿來洗腳，對人體很有益處。

榲桲　味酸甘，性微溫。桲形狀像木瓜但是有毛，氣味很香。多食榲桲，會使人發熱毒，使血脈不暢，聚胸膈痰。與車螯同食，會使人發疝氣。躺著吃生榲桲，往往會阻塞胃脘。

棠毬　味酸甘，性微溫。生食棠毬過多，令人嘈煩易飢餓。脾胃弱者及齒齲人不宜食用。

柰子　味苦甘酸澀，性寒，微毒。多食柰子，會使人肺寒腹脹。病人吃了柰子之後，病情會加重。蘋果味甘性平，又稱為頻婆。蘋果比柰更圓更大，味道更加美味。

林檎　味甘酸，性溫。俗名叫做花紅。多食林檎，會使人百脈虛弱，發熱、生痰、滯氣，發瘡癤，令人好吐唾沫。食林檎子，會使人心煩。林檎樹容易生毛蟲，將蠶蛾埋在樹下，或用洗魚水澆樹，就不會生蟲。

石榴　味甘酸澀，性溫。多食石榴，會使肺受損，使牙齒受損變黑，戀膈生痰。凡是服用藥物的人忌食石榴。

橘子　味甘酸，性溫。多食，戀膈生痰，阻滯肺氣。橘子與螃蟹同食，會使人患軟癱。橘子與獺肉同食，會使人惡心。橘子不要與檳榔同食。橘皮曬乾後稱為陳皮。味苦辛，性溫。如果陳皮長期食用過多，會損傷人體元氣。橘瓤上的筋最難消化，小兒多食會成食積。用松毛來裹橘子，保存一百天不會乾，用綠豆保存橘子也可以。橘子最忌諱靠近酒和米，柑子和橙子也是這樣的。橘子樹下埋死老鼠，則會加倍結果實。

柑子　味甘，性寒。多食柑子，使人脾寒成癖，或肺寒咳嗽，生痰，發陰汗，令大腸瀉痢。立刻用柑皮煎湯，或飲用鹽湯可以緩解。多食柑皮，使人肺燥熱。

橙子　味甘，性寒。多食橙子，會使人傷肝氣，發虛熱。橙子與肉同食，使人頭暈惡心。橙皮，味苦辛，性溫。宿醉未解酒的人，吃了橙子會快速清醒，吃多了反而會動氣。不要與檳榔同食。

香櫞　味辛酸，性溫。把大蒜揉搓後敷在香櫞蒂上，香味更加濃郁。用香櫞汁洗滌葛布和麻布，比酸漿更好。佛手柑，味辛甘，性平。與香櫞功用相同。

金柑　味甘酸，性溫。貯藏在綠豆中，長時間保存也不會變質。

枇杷　味甘酸，性平。多食枇杷，會動脾、生痰、助濕。與麵同食或者與烤肉同食，會使人得黃疸病，壅塞生濕熱。

木瓜　味酸澀，性溫。忌鐵器。多食，損齒傷骨。以鉛霜或胡粉塗之，則失酢味[一]，且無渣。木瓜樹作桶，濯足，甚益人。

榅桲[二]　味酸甘，性微溫。形似木瓜而有毛，其氣甚香。多食，發熱毒，澀血脈，聚胸膈痰[三]。同車螯食[四]，發疝氣。臥時生食，多令胃脘痞塞[五]。

棠毬　味酸甘，性微溫。生食多，令人嘈煩易飢。脾胃弱者及齒齲人勿食。

柰子　味苦甘酸澀，性寒，微毒。多食，令人肺寒臚脹。凡病患食之尤甚。蘋果味甘性平，一名頻婆。比柰圓大，味更風美。

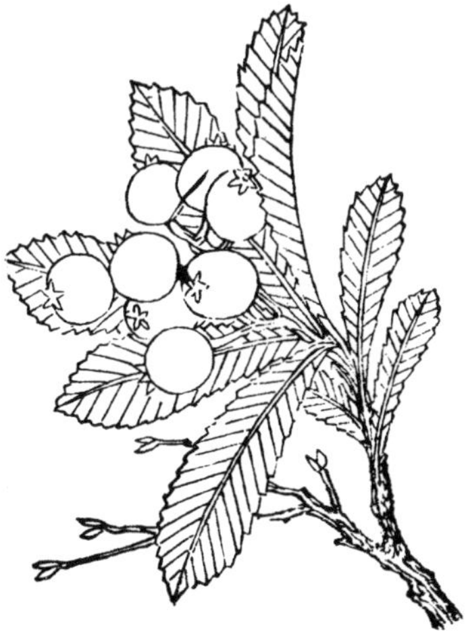

枇杷

林檎　味甘酸，性溫。俗名花紅。多食，令人百脈弱，發熱生痰滯氣，發瘡癤，令人好唾。其子食之，令人心煩。林檎樹生毛蟲，埋蠶蛾於下，或以洗魚水澆之，即止。

石榴　味甘酸澀，性溫。多食，令人損肺，傷齒令黑，戀膈生痰。凡服食藥物人忌之。

橘子　味甘酸，性溫。多食，戀膈生痰，滯肺氣。同螃蟹食，令患軟癱。同獺肉食，令惡心。勿與檳榔同食。橘皮乾者，名陳皮。味苦辛，性溫。若多用久服，能損元氣。橘瓤上筋最難化，小兒多食成積。松毛裹橘，留百日不乾，綠豆亦可。忌近酒米，柑橙亦然。橘下埋鼠，則結實加倍。

柑子　味甘，性寒。多食，令脾寒成癖，及肺寒咳嗽，生痰，發陰汗，令大腸瀉痢。即用柑皮煎湯，或飲鹽湯可解。多食柑皮，令肺燥。

橙子　味甘，性寒。多食，傷肝氣，發虛熱。同獱肉食[六]，發頭旋惡心。橙皮，味苦辛，性溫。宿酒未解，食之速醒，食多反動氣。勿同檳榔食。

香櫞[七]　味辛酸，性溫。揉蒜罨其蒂上[八]，則香更充溢。浸汁浣葛紵，勝似酸漿也。佛手柑，味辛甘，性平。與香櫞功用相同。

金柑　味甘酸，性溫。藏綠豆中，經時不變。

枇杷　味甘酸，性平。多食，動脾發痰助濕。同麵食及炙肉食，發黃病，壅濕熱氣。

〔一〕酢（cù）味：酸味。

〔二〕榲桲（wēn po）：落葉灌木或小喬木，葉長圓形，花淡紅或白色，結球形果實，葉酸，有香氣，可入藥。

三 膈痰：病症名。痰症之一，又名痰結實。《聖濟總錄》卷六十四：「膈痰者，氣不升降，津液否澀，水飲之氣聚於膈上，久而結實，故令氣道奔迫，痞滿短氣不能臥，甚者頭目旋運，常欲嘔吐。」

四 車螯（áo）：蛤屬，俗稱「昌蛾蚤」。肉可食，自古即為海味珍品。

五 店（shān）：瘧疾。這裡疑為「痞」之形近而訛。

六 獱（biān）：同「猵」，獺的一種。

七 櫞（yuán）：木名，即枸櫞，又名佛手柑。

八 罨（yǎn）：掩覆，敷。

【點評】

二〇一一年全球健康食品排行榜中，木瓜第一次取代蘋果，成為健康水果的第一名，這得益於木瓜酵素的發現。木瓜酵素能消化蛋白質，有利於人體對食物進行消化和吸收，故有健脾消食之功。此外，由於木瓜酵素能幫助分解並去除皮膚表面角質層的細胞，因此也被越來越多地應用在護膚品中。

胡桃肉　味甘，胡桃衣味澀，性溫。多食胡桃肉，使人生痰涎，動風氣，眉毛和頭髮脫落，令人惡心吐水。與酒同食過多，使人咯血、動腎火。胡桃連衣一起吃，能收斂肺氣。胡桃不能與野雞、野鴨同食。胡桃肉與銅錢菜一同食用，就變成了粉末，吃酸的食物後牙齒酸痛，細嚼桃肉就可以緩解。胡桃去掉衣的方法是：一斤胡桃用甘蔗節五、六段和湯一起煮透，過了一夜後，隔天早上再稍微煮一下，去掉外殼，胡桃衣隨即脫落。油脂變質的胡桃有毒，會傷害人的咽喉和肺。

楊梅　味酸甘，性溫。多食楊梅，使人發瘡、上火、生痰，損傷牙齒和筋骨。有火病的人不要食楊梅，楊梅不能與生蔥同食。用柿漆拌楊梅核一起曝曬，核中的果仁就會自己露出。

櫻桃　味甘澀，性熱。多食櫻桃會使人嘔吐，立刻發暗風，損傷筋骨和血氣，上虛火。小兒食櫻桃過多，必定上火。有寒熱病的人不能吃櫻桃。一直有濕熱病及喘嗽的病人，吃櫻桃後病情加重，而且可能會死亡。櫻桃吃得太多，會使人發肺癰、肺痿。櫻桃葉與老鵝一起煮，鵝肉容易煮軟燒熟。

銀杏　味甘苦澀，性溫，有小毒。就是白果。生食銀杏會使人得疳疾，煮熟後，多食會使人腹脹，壅氣動風。小兒多食銀杏，會導致昏厥、霍亂、驚風、疳疾。銀杏與鰻鱺同食，會使人得軟風。孕婦食銀杏，容易滑胎。銀杏會使人醉，吃到一千個，會致死。三稜形狀的銀杏，有毒。炒銀杏時，悄悄地取一枚銀杏，握在手裡，這樣炒就不會發爆，生的銀杏搗碎後，能洗掉衣物上的油漬。

榛子　味甘，性平。凡是收藏榛子、松子、瓜仁類的堅果，把燈心剪碎後一起放到罐子裡，再把罐子放在乾燥的地方，這樣堅果不會油耗變質。

松子　味甘，性溫。多食松子，會使人生痰涎，發虛熱。松子不可與胡羊肉同食。凡是松子、細果將要油耗變質時，攤在竹紙上進行微火烘烤，能重新變好。

榧子　味甘澀，性熱。榧子與鵝肉同食，會使人得斷節風，又令氣上壅。榧子反綠豆，同食能致死。用豬脂來炒榧子，會使榧子的黑皮自己脫落。榧子與甘蔗同食，甘蔗渣會自動變軟。用榧子煮素羹，味道更加甜美。多食榧子，會引火入肺，使大腸受傷。

荔枝　味甘，性熱。多食荔枝，會使人發熱、煩渴、口乾、衄血。鮮荔枝更加厲害，會使人立刻牙齦腫痛。患火病及蛀牙的人更不能食荔枝。食荔枝過多會使人醉，用荔枝殼泡水，喝下去就能夠緩解。荔枝成熟還沒有人去採摘的時候，各種昆蟲不敢靠近，人一旦開始採摘，鳥類、烏鴉、蝙蝠、蟲類等均會出現，侵害果實。所以採荔枝的時候，必須在白天大家一起採摘，否則過了一

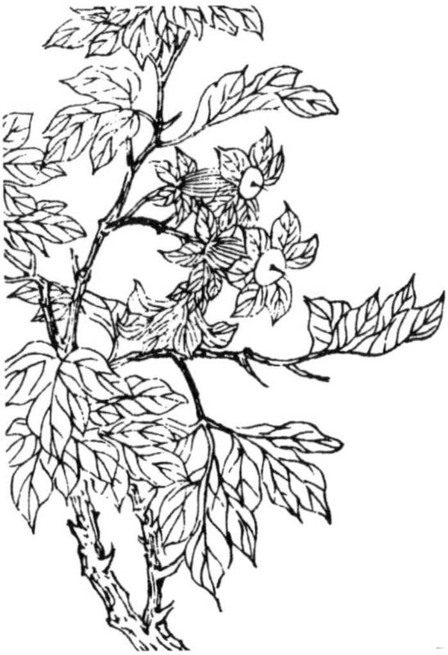

榛子

天顏色會變，第二天味道會變，第三天顏色和味道都變了。如果讓麝香靠近荔枝樹，那麼花和果實都會脫落。用針在荔枝殼上扎幾個孔，再放在瓷碗裡，用蜂蜜水浸泡，隔著熱水蒸透，荔枝肉會很飽滿，味道也很甜美。

龍眼　味甘，性平。生龍眼用開水煮過後再食，不會使人動脾。

龍荔　味甘，性熱，有小毒。龍荔形狀像小荔枝，而果肉味道像龍眼。生食龍荔會使人發癲癇，有的人會出現幻視。

橄欖　味澀甘，性溫。多食橄欖，會使人氣上壅。過了白露節氣後摘食，不會得瘧疾。吃橄欖要去掉兩頭，因為橄欖性熱。加鹽吃不會苦澀。橄欖與栗子同食，非常香。用錫盒來貯藏橄欖，用紙密封後，放在乾淨的地方，過五六月都不會變質。橄欖樹很高，難以採摘，橄欖快成熟的時候，用木釘釘到樹上，或者在樹根、樹皮裡面放點鹽，果實一夜間就會自行脫落。橄欖樹的枝節間有像桃膠一樣的脂膏，採收起來和皮葉一起煎汁，熬成黑餳，稱為欖糖。用欖糖來黏船的縫隙，像膠漆一樣牢固，沾水更容易乾。用橄欖木做船槳，用來划船時，魚都會浮出水面，所以橄欖能解一切魚毒。

梧桐子　味甘，性平。生食梧桐子對人體沒有好處，多食梧桐子會使人生痰涎，動風氣。

檳榔　味苦辛澀，性溫。頭圓、形狀矮平的是榔；形狀比較尖，有紫色花紋的是檳。檳力小，榔力大。檳榔不能耐受火。煮熟了吃還不如不煮。鴆鳥多聚集在檳榔樹上，檳榔的外皮就是大腹皮，要按照一定的方法來清洗和炮製，才能使用。檳榔與扶留藤、瓦壟子灰同一起咀嚼，吐掉一口紅水後，味道會更柔滑甜美。多食檳榔會使人上火，不要與橙子、橘子同食。

胡桃肉　味甘，衣澀，性溫。多食，生痰涎，動風氣，脫眉髮，令人惡心吐水。同酒食多，令咯血動腎火。連衣食，斂肺氣。不可合雉肉、野鴨同食。胡桃肉與銅錢共食即成粉，食酸齒齼，細嚼桃肉即解。去衣法：凡胡桃一斤，用甘蔗節五六段和湯煮透，經一宿，次早略煮，取去殼，衣隨脫。油胡桃有毒，傷人咽肺。

楊梅　味酸甘，性溫。多食，發瘡助熱生痰，損齒傷筋。有火病者勿食，忌與生葱同食。以柹漆拌核曝之，仁自裂出。

櫻桃　味甘澀，性熱。多食，令人嘔吐，立發暗風，傷筋骨，敗血氣，助虛熱。小兒食之過多，無不作熱。有寒熱病患不可食。宿有濕熱病及喘嗽者，食之加劇，且有死者。過食太多，發肺癰肺痿。其葉同老鵝煮，易軟熟。

銀杏　味甘苦澀，性溫，有小毒。即白果。生食引疳，熟食，多令人臚脹，壅氣動風。小兒食多，昏霍發驚引疳。同鰻鱺食，患軟風。妊婦食之，滑胎。銀杏能醉人，食滿及千者，死。三稜者，有毒。臨炒時，密取一枚，手握，炒不發爆，生搗，能浣衣帛油膩。

榛子　味甘，性平。凡收藏榛松瓜仁類，以燈心剪碎，和入罐內，放燥處，不油。

松子　味甘，性溫。多食，生痰涎，發虛熱。不可同胡羊肉食。凡松子細果將油者，攤竹紙焙之，還好。

榧子　味甘澀，性熱。同鵝肉食，患斷節風，又令氣上壅。反綠豆，能殺人。豬脂炒榧，黑皮自脫。同甘蔗食，其渣自軟。榧煮素羹，味更甜美。多食，引火入肺，大腸受傷也。

荔枝　味甘，性熱。多食，發熱、煩渴、口乾、衄血，鮮者尤甚，令即齦腫口痛。患火病及齒人，尤忌之。食荔多則醉，以殼浸水飲之即解。荔枝熟時，人未採，則百蟲不敢近，人才採動，烏、烏、蝙蝠、蟲類無不傷殘之也。故採荔枝者，必日中眾採。一日色變，二日味變，三日色味俱變。若麝香觸之，花實盡落也。以針刺荔殼數孔，蜜水浸瓷盌內，隔湯蒸透，肉滿甘美。

龍眼　味甘，性平。生者用沸湯瀹過[二]，食不動脾。

龍荔　味甘，性熱，有小毒。狀如小荔枝，而肉味如龍眼。生食令人發癇，或見鬼物。

橄欖　味澀甘，性溫。多食，令氣上壅。過白露摘食，不病瘧。食橄欖去兩頭，其性熱也。得鹽不苦澀。同栗子食，甚香。用錫盒收藏，以紙封固，置淨地上，至五六月不壞。橄欖樹高難採，將熟時以木釘釘之，或納鹽少許於根皮內，其實一夕自落。其枝節間有脂膏如桃膠，採取和皮葉煎汁，熬如黑餳，謂之欖糖。用黏船隙，牢如膠漆，著水益乾。其木作舟楫，撥著魚皆浮出，故橄欖能解一切魚毒。

梧桐子　味甘，性平。生食無益，多食生痰涎，動風氣。

檳榔　味苦辛澀，性溫。頭圓矮平者為榔，形尖紫文者為檳。檳力小，榔力大。勿經火。若熟使[三]，不如不用。鴆鳥多集檳榔樹上，其外皮即大腹皮也。宜依法洗製，方可用之。檳榔得扶留藤、瓦壟子灰同咀嚼之[四]，吐去紅水一口，則柔滑甘美。多食則發熱，勿同橙橘食。

一　油：指油脂變質變味。俗稱「油耗氣」、「哈喇味」。

二 瀹（yuè）：以湯煮物。

三 使：疑當作「食」。音近而誤。

四 扶留藤：又名蒟，胡椒科植物。果實像桑葚，有辣味，可吃，可製醬，藤葉可供藥用。瓦壟子：即瓦楞子，為蚶科動物魁蚶、泥蚶及毛蚶的貝類。

【點評】

胡桃即核桃，是漢代張騫出使西域帶回的植物之一。在國外，核桃人稱「大力士食品」、「營養豐富的堅果」、「益智果」；在國內享有「萬歲子」、「長壽果」、「養人之寶」的美稱。其健腦效果和豐富的營養價值，已經為越來越多的人所推崇。二〇一一年全球健康食品排行榜之健康零食排行榜中，核桃成為佼佼者。核桃是一種富含多種維生素和礦物質的高品質蛋白質，而且纖維成分高，屬於無乳無麩質食品。與同等量的其他堅果相比，胡桃肉所含的抗氧化成分要多兩倍。

核桃、榛子、松子仁、柏子仁、瓜子仁等堅果類食品，因富含油脂，如果存放不當或時間太久，容易引起脂肪變質，變質變味，起油耗氣，書中稱為「油」，凡是「油」了的食品，一概不能進食。堅果中油脂酸敗能生成具有特殊氣味的小分子的醛類、酮類及羧酸等氧化物、過氧化物及其他分解產物。食用堅果類食品有益於人體，但這些食品容易發生油脂變質，食之對人體有害無益。這些酸敗物質如大量食用，輕者會引起腹瀉，嚴重者還可能造成中毒致死。如何防止堅果油脂變質？作者在書中提供一種貯藏方法：收藏核桃、榛子、松仁、瓜仁等堅果類食品時，可將燈心草剪碎，與堅果拌勻，裝入罐內，置放乾燥處，如此則不會發生油脂變質。此法簡便易行，可在日常生活中試用。

蓮肉　味甘澀，性平。食蓮子若不去除蓮心，就會使人嘔吐。多食生蓮子，會使人微動冷氣，令人腹脹。患霍亂以及大便閉結、乾燥的人，少食蓮子。用荷梗堵塞老鼠洞，老鼠會自動離開。荷梗煎湯用來洗錫器的污垢，能使錫器煥然一新。蓮花及蓮蕊蓮鬚忌地黃、蔥、蒜。蓮花畏桐油。

藕　味甘，性平。生食藕過多，也會使人中焦受寒。稍微加點鹽水一起吃，對牙齒有益。與油炸米、麵果子同食，則沒有渣滓。忌用鐵器煎煮。

菱　味甘，性平。生食菱大多會損傷臟腑、陽氣，使人陽痿，生蟯蟲病。水果中最不能治病的是菱。菱煮熟了吃，多會使人腹中滯氣，腹脹，飲薑汁酒一二杯，可以緩解。或者含吳茱萸咽下津液也可以緩解。與蜂蜜同食，生蛔蟲病。小兒秋後多食菱，會導致臍下痛。菱花背對著太陽開花，芡花向著太陽開花，所以菱性寒而芡性溫。熟菱、乾菱性平，生菱性冷利。四個角、三個角的為芰，兩個角的為菱，功用相同。不要和狗肉同食。

芡實　味甘，性平。生芡實吃得太多，會使人動風冷氣。熟芡實吃得太多，對脾胃沒有好處，並且難以消化。小兒多食芡實，會影響生長發育。一斗芡實，用四兩防風煎湯浸泡後，長時間放置都不會變質。

茨菇　味苦甘，性寒。多食茨菇，會使人發虛熱、腸風、痔漏、崩中、帶下，使人患冷氣腹脹。生瘡癤，發腳氣，患癱瘓風。損傷牙齒，臉色無光彩，皮肉乾燥。吃得太急會使人乾嘔。茨菇能消胎氣，孕婦忌食。小兒多食茨菇，會導致臍下痛，與生薑同煮，可解毒。不要與吳茱萸同食。

荸薺　味甘，性寒滑。就是地栗。有冷氣病的人不可食，否則會使人腹脹氣滿。小兒秋天吃太多荸薺，會導致臍下結痛。用荸薺含著自然銅咀嚼，銅會漸漸消解。荸薺不要與驢肉同食，否則易使人筋脈拘急。

甜瓜　味甘，性寒滑，有小毒。多食甜瓜，會使人發虛熱、痼疾、黃疸，使人陰下濕癢生瘡，動宿疾癖，損陽氣，導致下痢，令人虛弱，手足乏力，憂鬱氣弱。甜瓜與油餅同食，使人腹瀉。病後食甜瓜會使人反胃。患腳氣的人食甜瓜，會讓疾病難以痊癒。多食甜瓜，會緩解藥力。在夏天甜瓜吃得過多，到深秋的時候患瀉痢最為難治。凡是長有兩鼻兩蒂的瓜，吃了能致死。五月的時候，放在水中下沉的瓜，食後會使人患冷病，終身不能康復。九月被霜打過的瓜，食後冬天會得寒熱病。瓜性最為寒涼，曬過太陽後吃，瓜性更加寒涼。張華《博物志》裡說：人用冷水浸沒到自己膝部，一頓可吃數十枚甜瓜，要是浸沒到脖子，能吃得更多，水能散發甜瓜氣，不知是否確切. 食瓜後患腹脹的人，吃一點鹽花能消脹，或者飲酒、喝麝香水，也可以緩解。

西瓜　味甘，性寒。脾胃虛弱的人不能食西瓜，多食則會導致嘔吐下痢，發寒疝，轉化成霍亂冷病。西瓜與油餅同食，損傷脾氣。食瓜後，再食西瓜子，瓜的氣味就不能排出。將西瓜劃破曬在太陽下，過會兒再吃會很冰涼。西瓜若靠近糯米或沾染酒氣，則容易爛。貓踏過的西瓜容易變沙。

葡萄　味甘酸，性微溫。多食葡萄容易使人上火，突然煩悶，眼花。用甘草做釘，釘到葡萄樹上，葡萄立刻就會死。把麝香放進樹皮內，結出來的葡萄也會充滿香氣。葡萄藤穿過棗樹，結的果實味道會更加甜美。葡萄架下不可以飲酒，防止蟲屎掉進酒裡，喝下去傷人。

甘蔗　味甘，性微寒。多食甘蔗，使人發虛熱，出血。甘蔗與酒同食過多，會使人發痰。與榧子同食，則會使渣變軟。焚燒甘蔗渣時冒出的煙最容易使人眼花，應該避開。

蓮肉　味甘澀，性平。食蓮子不去心，令人作吐。多食生者，微動冷氣，脹人。患霍亂及大便閉燥者，少食。荷梗塞穴，鼠自去。煎湯洗鑞垢自新[一]。蓮花及蕊、鬚忌地黃、蔥、蒜。花畏桐油。

藕　味甘，性平。生食過多，亦令冷中。少和鹽水食，益口齒。同油炸米麵果食，則無渣。忌鐵器。

菱　味甘，性平。生食多傷臟腑，損陽氣，痿莖，生蟯蟲。水果中最不治病。熟食，多令腹滯氣，腹脹，飲薑汁酒一二杯，可解。或含吳茱萸咽津亦妙。同蜂蜜食，生蛔蟲[二]。小兒秋後食多，令臍下痛。花開背日，芡花開向日，故菱寒而芡暖。熟乾性平，生則冷利。四角三角爲芰，兩角爲菱，功用相同。勿合犬肉食。

芡實　味甘，性平。生食過多，動風冷氣。熟食過多，不益脾胃，兼難消化。小兒多食，令不長。芡實一斗，用防風四兩，煎湯，浸過，經久不壞。

茨菇　味苦甘，性寒。多食，發虛熱及腸風、痔漏、崩中、帶下，令冷氣腹脹。生瘡癤，發腳氣，患癱瘓風。損齒失顏色，皮肉乾燥。卒食之，使人乾嘔。孕婦忌食，能消胎氣。小兒食多令臍下痛，以生薑同煮，可解毒。勿同吳茱萸食。

荸薺　味甘，性寒滑。即地栗。有冷氣人不可食，令腹脹氣滿。小兒秋月食多，令臍下結痛。合銅嚼之，銅漸消也。勿同驢肉食，令筋急。

甜瓜　味甘，性寒滑，有小毒。多食，發虛熱、痼疾、黃疸，及陰下濕癢生瘡，動宿疾癖，損陽氣，下痢，令人虛羸，手足乏力，惙惙氣弱[三]。同油餅食，作瀉。病後食之，成反胃。患腳氣者食之，難愈。食多，解藥力。夏月過食，深秋瀉痢最爲難治。凡瓜有兩鼻兩蒂者，殺人。五月瓜沉水者，食之，患冷病，令終身不瘥。九月被霜者，食之，冬病寒熱。瓜性最寒，曝而食之尤冷。張華《博物志》云：人以冷水漬至膝，可頓啖瓜至數十枚。漬至項，其啖轉多，水皆作瓜氣，未知果否？食瓜傷腹脹者，食鹽花易消，或飲酒，或服麝香水可解。

西瓜　味甘，性寒。胃弱者不可食，多食作吐痢，發寒疝，成霍亂冷病。同油餅食，損脾氣。食瓜後，食其子，不噫瓜氣。以瓜劃破曝日中，少頃食，即冷如冰。近糯米，沾酒氣即易爛。貓踏之易沙。

葡萄　味甘酸，性微溫。多食助熱，令人卒煩悶昏目。甘草作釘，針葡萄立死。以麝香入樹皮內，結葡萄盡作香氣。其藤穿過棗樹，則實味更美。葡萄架下不可飲酒，防蟲屎傷人。

甘蔗　味甘，性微寒。多食，發虛熱，動衄血。同酒過食，發痰。同榧子食，則渣軟，燒蔗渣煙最昏目，宜避之。

一　鑞（là）：錫和鉛的合金，這裡指錫器。
二　蝤（yóu）：通「蝣」。
三　惙（chuò）惙：憂鬱貌。

【點評】

藕原產於印度，後來引入中國，迄今已有三千餘年的栽培歷史。中國各地著名的藕品有蘇州的荷藕，品質優良，在唐代時就列為貢品。其藕有「雪藕」之稱，色白如雪，嫩脆甜爽，唐代韓愈曾有「冷比霜雪甘比蜜，一片入口沉痾痊」之讚。中醫認為藕性寒、味甘。生用具有涼血、散瘀之功，治熱病煩渴、吐血、熱淋等；熟用能益血、止瀉，還能健脾、開胃。現代醫學研究表明，藕除含蛋白質、澱粉、糖類、多種維生素、胡蘿蔔素、天門冬素外，還含焦性兒茶酚、新綠原酸等酚類化合物。西瓜清爽解渴，是盛夏的佳果，既能祛暑熱煩渴，又有很好的利尿作用，因此有「天然的白虎湯」之稱，對治療腎炎、糖尿病及膀胱炎等疾病均有輔助療效。

落花生　味甘微苦，性平。形狀像香芋。小兒多食，會導致氣滯，難以消化。最近出現一種落花生，騙人說叫長生果，味辛苦甘，性冷，形狀像豆莢，子像蓮肉。和生黃瓜及鴨蛋一起吃，常常會毒死人。多食使人精寒陽痿。

香芋　味甘淡，性平。多食會黏在膈上使人氣滯。小兒和產婦更應該少食。

甘露子　味甘，性平。就是草石蠶。甘露子不適合生吃，多食會使人生寸白蟲。與各種魚類同食，會使人嘔吐。有人用蘿蔔鹵和醃菜的水來收藏，甘露子就不會發黑。也可用醬漬或蜂蜜來貯藏。

桑椹子　味甘酸，性微溫。小兒多食桑椹，會導致心痛。

黃精　味甘微苦，性平。黃精不能與水蘿蔔同食。太陽之草叫做黃精，吃了對人體有益。太陰之草叫做鉤吻，吃了立刻中毒而死。黃精不要與梅子同食。

馬檳榔　味甘苦，性大寒。又叫馬金囊。產婦忌食馬檳榔。女人多食馬檳榔，會使子宮寒冷，永遠不能受孕。

椰子漿　味甘，性溫。喝了椰子漿，會使人昏昏沉沉像喝醉酒一樣。吃椰子肉後，會使人不容易飢餓。喝椰子漿後會使人更加口渴。

庵羅果　味甘，性溫。俗名叫做香蓋，西域盛產庵羅果。多食庵羅果，會使人動風疾。時病之後或吃飽之後，都不可食庵羅果。庵羅果與大蒜等辛辣之物同食，會使人生黃疸病。

各種水果有毒的情況　凡是水果核還沒有長成的，人食後會發癰癤和寒熱病。果實落到地上，有毒蟲在上面爬過，人吃了這樣的果實後，會得九漏。有雙仁的果實有毒，人食後會致死。有雙蒂又會沉入水中的瓜有毒，人食後會致死。凡是果實忽然出現異常情況，果樹根下一定會有毒蛇等惡物，惡氣薰蒸導致果實異常，人吃了這樣的果實會立刻死亡。

解各種水果中毒的方法，是把豬骨燒成灰，研末，用水送服。

收藏青梅、枇杷、橄欖、橙、李、菱、瓜類，可以在臘雪水中加入少許青銅粉末，與水果一起密封到乾淨的罐子裡，長時間保存水果也不會變色。或者在臘雪水中加入薄荷、明礬少許，將各種水果都浸泡在甕裡，可以長時間貯藏，水果味道很好，而且不變色。

落花生　味甘微苦，性平。形如香芋。小兒多食，滯氣難消[一]。近出一種落花生，詭名長生果，味辛苦甘，性冷，形似豆莢，子如蓮肉。同生黃瓜及鴨蛋食，往往殺人。多食令精寒陽痿。

香芋　味甘淡，性平。多食泥膈滯氣[二]。小兒及產婦尤宜少食。

甘露子　味甘，性平。即草石蠶。不宜生食，多食，令生寸白蟲。與諸魚同食，令人吐。或以蘿蔔鹵及鹽菹水收之[三]，則不黑。亦可醬漬蜜藏。

桑椹子　味甘酸，性微溫。小兒多食，令心痛。

黃精　味甘微苦，性平。忌水蘿蔔。太陽之草名黃精，食之益人。太陰之草名鉤吻，食之即死。勿同梅子食。

馬檳榔　味苦甘，性大寒。又名馬金囊。產婦忌食。女人多食，令子宮冷，絕孕。

椰子漿　味甘，性溫。食之昏昏如醉。食其肉，則不飢。飲其漿，則增渴。

庵羅果[四]　味甘，性溫。俗名香蓋，西洛甚多[五]。多食，動風疾。凡時疾後、食飽後俱不可食。同大蒜辛物食，令人患黃病。

諸果有毒　凡果未成核者，食之，令人發癰癤及寒熱。果落地，有惡蟲緣過者[六]，食之，令人患九漏[七]。果雙仁者，有毒，殺人。瓜雙蒂者、沉水者，皆有毒，殺人。凡果忽有異常者，根下必有毒蛇惡物，其氣薰蒸所致，食之，立殺人。

解諸果之毒，燒豬骨灰爲末，水服。

收藏青梅、枇杷、橄欖、橙、李、菱、瓜類，以臘水入些少銅青末[八]，密封於淨罐內，久留色不變。或用臘水入薄荷、明礬少許，將諸果各浸甕內，久藏味佳，且不變色。

[一] 「味甘」五句：疑前有缺文，或錯簡至此。

[二] 泥：使……黏滯不通。

[三] 菹（zū）：醃菜。《說文》：「菹，酢菜也。」

[四] 庵羅果：又作「庵摩羅果」，似梨樣水果，從西域傳入。《本草綱目·果部》第三十卷：「按《一統志》云：庵羅果俗名香蓋，乃果中極品。種出西域，亦柰類也。葉似茶葉，實似北梨，五六月熟，多食亦無害。」

[五] 西洛：疑為「西域」之誤。

[六] 緣：在上面爬過。

[七] 九漏：中醫外科瘰鬁併發漏管的總稱。

[八] 臘水：指臘雪水，見本書卷一。

【點評】

早在兩千多年前，桑椹已是中國皇帝御用的補品。因桑樹特殊的生長環境使桑果具有天然生長、無任何污染的特點，所以桑椹又被稱為「民間聖果」。桑椹有改善皮膚（包括頭皮）血供，營養肌膚，使皮膚白嫩及烏髮等作用，並能延緩衰老。常食桑椹可以明目，緩解眼睛疲勞乾澀的症狀。桑椹具有促進免疫功能，促進新陳代謝，促進血紅細胞的生長，防止白細胞減少。桑椹還具有生津止渴、促進消化、幫助排便等作用，適量食用能促進胃液分泌，刺激腸蠕動及解除燥熱。中國傳統醫學認為，桑椹性味甘寒，具有補肝益腎、生津潤腸、烏髮明目等功效。本節還涉及儲存新鮮水果，其方法也堪稱奇妙：用臘雪水加青銅粉或加薄荷、明礬，封藏於甕罐中，具有長期保鮮效果。

卷五

味類

鹽　味鹹，性寒。多食鹽，會傷害肺，使人咳嗽，令人失血色，損傷筋骨。患有水腫、哮喘、咳嗽的人忌食鹽。喜歡吃偏鹹食物的人皮膚顏色一定偏黑，有血病的人不要吃太多鹽，否則會使血脈凝澀而變色。鹽中大多是礬、硝、灰石等混合而成，雜亂不純，必須用水澄清後再煎才好。河東地區自然產生和曬成的鹽沒有毒。那些經過提煉的鹽，不純淨的話就會有毒。有一種戎鹽，與普通的鹽功用相同。凡是飲食過多引起腹脹的人，可以用鹽來擦牙齒，再用溫水漱口後咽下去，這樣反覆二三次，腹脹就能消除。烏賊魚骨能淡化鹽。服甘遂藥的人，忌食鹽。把鹽和椒類調料一起研磨，味道佳。

豆油　味辛甘，性冷，微毒。多食豆油，會使人困脾，冷疾發作，骨髓受損。菜油與豆油的功用相同。

麻油　味甘辛，性冷。多食麻油，會使人滑腸，發冷疾。久食麻油，會損害人的肌肉。生的麻油性冷，熟的性熱，可以隨時熬用。凡是隔夜的麻油，食後會使人動風。如果麻油煎熬太過，性極熱，不要食用。

黑砂糖　味甘，性溫。多食黑砂糖，使人心痛，生長蛔蟲，削減肌肉，損傷牙齒，發疳疾。黑砂糖與鯽魚同食，會使人生疳蟲。與葵菜同食，成流癖。與筍同食，會使人得痼病，令身體沉重不能行走。人們每次用黑砂糖作調料，只是貪圖它的可口，卻不知道人體已暗中受到傷害。

白砂糖　味甘，性寒。多食白砂糖，會使人上火，損傷牙齒，生蟲。像粉一樣又輕又白的是糖霜。像冰一樣又堅硬又白的是晶糖。兩者性味相同。

蜂蜜　味甘，性微溫。多食蜂蜜，會使人動脾。收取蜂蜜最好的季節是夏天和冬天，秋天次之，春天取蜂蜜容易發酸。四川地區產的蜂蜜性溫、福建和兩廣地區產的蜂蜜性熱、西南地區產的蜂蜜性涼，色白，味甜。七月不要食生的蜂蜜，否則會使人暴泄，得霍亂。顏色是青色或赤色，味道發酸的蜂蜜，食後令人心煩。蜂蜜與李子、生蔥、韭薤、萵苣同食，使人下痢。蜂蜜不要與黍米同食。飽食蜂蜜後，不能食魚鮓，否則會使人暴斃身亡。多食蜂蜜，使人發濕熱病，長蛀牙。小兒更要少食。保管蜜餞水果時，上面放些細辛，不會招惹蟲蛇。

薄荷　味辛，性涼，身體虛弱的人久食薄荷，會得消渴病。新病初癒的人吃後會虛汗不止。薄荷與鱉性相反。貓吃了薄荷會醉。若要採收薄荷，必須在前一夜用糞水澆灌，再等下過雨後才能收割，這樣採收的薄荷性涼，不然性不涼。

蓽茇　味辛，性熱。能動脾肺之火。多食蓽茇使人眼花。不適合作為食材。

鹽　味鹹，性寒。多食，傷肺發咳，令失色，損筋力。患水腫者、喘嗽者忌食。喜鹹人必膚黑，血病無多食鹽，多食，則脈凝澀而變色。鹽中多以礬硝灰石之類雜穢，須水澄，復煎乃佳。河東天生者及曬成者，無毒。其煎煉者，不潔有毒。一種戎鹽，功用相同。凡飲食過多作脹，以

鹽擦牙，溫水漱咽二三次，即消。烏賊魚骨能淡鹽。服甘遂藥者，忌之。用鹽擂椒，味佳。

豆油　味辛甘，性冷，微毒。多食，困脾，發冷疾，滑骨髓。菜油功用相同。

麻油　味甘辛，性冷。多食，滑腸胃，發冷疾。久食，損人肌肉。生性冷，熟性熱，可隨時熬用。凡經宿者，食之動風。若過於煎熬者，性極熱，勿用。

黑沙糖　味甘，性溫。多食，令人心痛，生長蟲，消肌肉，損齒，發疳。同鯽魚食，生疳蟲。同葵菜食，成流癖。同筍食，成瘕，令身重不能行。令人每用爲調和，徒取其適口，而不知陰受其害也[一]。

白沙糖　味甘，性寒。多食，助熱[二]，損齒，生蟲。輕白如粉者，爲糖霜。堅白如冰者，爲晶糖。性味相同。

蜂蜜　味甘，性微溫。多食，動脾。凡取蜜，夏冬爲上，秋次之，春則易發酸。川蜜溫，閩廣性熱，西南蜜涼，色白，味甜。七月勿食生蜜，令人暴下霍亂。青赤酸者，食之心煩。與李子、生葱、韭薤、萵苣同食，令人利下。勿同黍米食。食蜜飽後，不可食鮓，令人暴亡。多食，發濕熱病，生蟲。小兒尤宜少食。凡蜜餞諸果，用細辛置於頂，不蟲蛀。

薄荷　味辛，性涼，虛弱人久食，成消渴病。新病初愈食之，令虛汗不止。與鱉相反。貓食之醉。凡收薄荷者，須隔夜以糞水澆之，雨後乃可刈收，則性涼，不爾不涼也。

蓽茇[三]　味辛，性熱。能動脾肺之火。多食，令人目昏。食料不宜用之。

一 陰：暗。

二 熟：疑當作「熱」字。

三 蓽茇（bì bá）：今多寫作「蓽撥」，多年生藤本植物，葉卵狀心形，雌雄異株，漿果卵形，果穗可入藥。

【點評】

今人對蜂蜜品種的關注主要是蜜源花種，如紫雲英蜜，槐花蜜、椴樹蜜、棗花蜜等等。很少注意到蜂蜜所產之區域。而本書作者卻對產於不同區域的蜂蜜頗有研究，認為不同產地的蜂蜜性味不一：「川蜜溫，閩廣性熱，西南蜜涼，色白，味甜。」另外，還告誡：「食蜜飽後，不可食鮓，令人暴亡。」可能為誇大之辭，但亦可引起人們警惕。鮓，在此即醃製品的泛稱。蜜與醃製品同食會使人猝死，似乎目前無這樣的報導。

草豆蔻　味辛澀，性溫。多食草豆蔻，能助脾熱，損傷肺和眼睛。不如縮砂仁、白豆蔻性平和。

紅豆蔻　味辛，性溫。多食紅豆蔻，使人舌頭粗糙，不思飲食，最容易動火，損傷眼睛，導致出血。不適合作食材。

食茱萸　味辛苦，性大熱。多吃食茱萸，易使人動脾火，發浮腫，使人虛煩，發瘡癬、痔瘡。有目疾上火的人忌食。不要與茨菇同食。

川椒　味辛，性熱，有毒。多食川椒，使人乏力少氣，損傷血脈。凡是有實熱、哮喘、咳嗽以及暴赤火眼的人，不要食椒。五月食椒，損傷心氣，使人健忘。閉口的川椒有毒性，能致死。中毒後，用涼水、麻仁漿解毒。川椒肉厚皮皺，川椒子黑色有光澤，像人的瞳孔一樣。其他椒子雖然是黑色但無神，土椒子則沒有光澤。花椒與川椒性味相同，但花椒功效弱。

胡椒　味辛，性大熱，有毒。多食胡椒，會損傷肺，使人吐血，助長上火，眼花，發瘡。有實火及熱病的患者吃了容易動火傷氣，損傷陰液。患有咽喉、口腔、牙齒疾病的人，以及便血、痔漏患者，忌食胡椒。孕婦食花椒，會導致胎熱，使所生的孩子生瘡疥。

小茴香　味辛甘，性微溫。小茴香比大茴香功效弱。有實火的人應該少食小茴香。小茴香的莖葉與子的性味相同。

蒔蘿　味辛，性溫。能解魚、肉之毒。有實熱的人少食蒔蘿。蒔蘿根有大毒，人誤食後，能致死。

桂皮　味辛，性溫。有實火者少食桂皮。桂皮不要與生蔥、石脂同食。

草豆蔻　味辛澀，性溫。多食，能助脾熱，傷肺損目。不如縮砂仁、白豆蔻之性氣和也。

紅豆蔻　味辛，性溫。多食，令人舌粗，不思飲食，最能動火，傷目致衄。食料中不宜用之。

食茱萸　味辛苦，性大熱。多食，動脾火，發浮腫，虛恚[一]，發瘡痔。有目疾火證者，忌食。勿同莢菇食。

川椒　味辛，性熱，有毒。多食，令人乏氣傷血脈。凡有實熱喘以嗽，及暴赤火眼者，勿食椒。五月食椒，損氣傷心，令人多忘。閉口者殺人。中其毒者，用涼水麻仁漿解之。川椒肉厚皮皺，其子光黑，如人子瞳[二]。他椒子雖黑而無神，土椒子則無光矣。花椒性味相同，但力差薄耳。

胡椒　味辛，性大熱，有毒。多食，損肺，令人吐血，助火，昏目發瘡。有實火及熱病患食之，動火傷氣，陰受其害。病咽喉口齒及腸紅痔漏者[三]，忌之。妊婦食之，令助胎

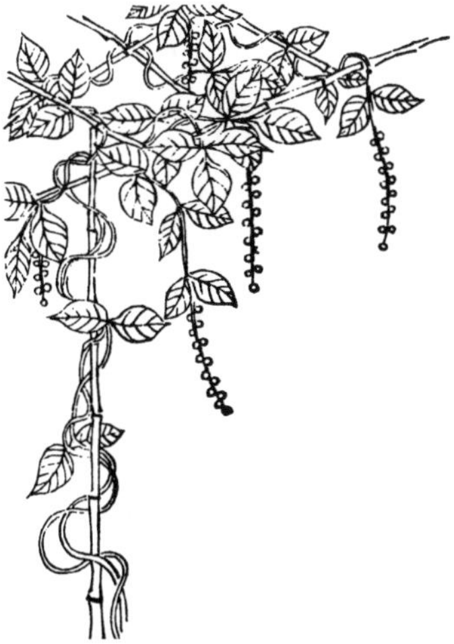

胡椒

熱，子生瘡疥。

小茴香　味辛甘，性微溫。力緩於大茴。有實火人宜少食之。其莖葉與子性味相同。

蒔蘿　味辛，性溫。殺魚肉毒。有實熱者少食。其根有大毒，誤食，殺人。

桂皮　味辛，性溫。有實火者少食。忌生蔥、石脂。

一　虛恚：即虛煩。

二　子瞳：似倒，當為「瞳子」。

三　腸紅：即便血。

【點評】

小茴香為藥食兩用品，具有散寒止痛、理氣和胃等功效，用於寒疝腹痛，腎虛腰痛，胃寒嘔吐，脘腹冷痛。小茴香還有抗潰瘍、鎮痛、性激素樣作用等，茴香油有不同程度的抗菌作用。蒔蘿，古稱「洋茴香」，原為生長於印度的植物，外表看起來像茴香，開著黃色小花，結出小型果實，自地中海沿岸傳至歐洲各國。蒔蘿味道辛香甘甜，多用作食油調味，放到湯羹、生菜沙拉及一些海產品的菜肴中。蒔蘿種子的香味比葉子濃郁，更適合搭配魚蝦貝類等。蒔蘿含豐富維生素及礦物質，具有抗痙攣、緩解腸胃脹氣、利消化、助產、鎮靜、預防動脈硬化等功效。

茶蔎味苦而甘，晚採的茶性大寒，岕茶性微寒。長時間飲茶會使人消瘦，消耗人的脂肪，令人失眠。尤其在口渴或酒後飲茶，會使寒氣入腎經，令人腰腿、膀胱冷痛，而且還會引發水腫、痙攣、痲痹等疾患。尤其不能在沏茶的時候加鹽，或者與鹹的食物同吃，這樣會引邪氣入腎經。空腹切不可飲茶。茶與榧子同食，使人身體沉重。飲茶宜熱，冷茶喝了容易聚痰，宜少飲不要多飲，不飲更好。酒後多飲濃茶，會使人嘔吐。食茶葉，會使人膚色發黃，形成癖黃。只有蒙茶性溫，六安、湘潭茶性稍平。松茗最傷人。如果在茶中摻雜香料，喝了會使人病邪入骨。何況純正的茶很少，雜茶很多，百姓日常飲用，所受的傷害不勝其數。婦女老嫗受的傷害更深。服威靈仙、土茯苓的人忌飲茶。服史君子的人忌飲熱茶，否則會立刻腹瀉。茶子仁搗碎後，用來洗衣服，能去油漬。廣南產一種苦蔎茶，性大寒，胃寒的人不要飲用。

酒的種類很多，有甘、苦、酸、淡、辛、澀不同的味道，酒都是熱性的，有毒。

飲酒過多，會使人上火，生痰，神昏，四肢無力，損傷筋骨，傷害脾胃，耗損肺氣，縮短人的壽命。飲冷酒同時食牛肉，令人生蟲。與乳同飲，使人氣結。與胡桃同食，使人咯血。酒喝醉後躺在黍穰上吃豬肉，會使人患痲風病。酒與芥同食，與辛辣的食物同食，會導致筋骨弛緩。酒後飲茶過多，傷腎聚痰，引發水腫以及痙攣疼痛，腰腳重墜，膀胱疝證，腹下冷痛，消渴，痰飲。男子長期飲酒過度，會導致精液稀薄而不能生育。酒醉後躺在風口處，會使人得癜風、癱瘓。酒醉後洗冷水澡，會使人得痛痹。凡是用酒送服丹砂、雄黃等藥，能引藥毒入四肢，使血液凝滯，變化為癰疽。凡是中了砒霜、蠱等毒的人，因為飲酒得的病就無法治癒。飲酒時酒溫宜溫不宜熱，酒量宜少不宜多。飲冷酒會使手發抖。有火證、目疾、失血、痰嗽、痔漏、瘡疥的人，都不能飲酒。飲酒的人適宜吃鹹的食物，忌諱吃甜的食物。酒不能與甜的食物同食。枳椇、葛花、赤豆花、綠豆粉都能醒酒解毒。那些用酒漿照人沒有影子的酒，以及自行蒸發減耗的祭祀用酒，都不能飲用。酒變酸後，用一升赤小豆，炒焦後加入酒罐裡，可以使酒變好。

燒酒　味甘辛，性大熱，有毒。多飲燒酒，會損傷胃和膽，使骨髓潰爛，筋骨衰弱，精神受損，壽命縮短。有火證的人忌飲燒酒。與薑、蒜、狗肉同食，使人生痔瘡，引發痼疾。孕婦喝燒酒，會使所生的孩子患驚癇。飲酒過多而發燒的人，用剛從井裡提上來的冷水浸濕或者浸泡頭髮，就會立刻蘇醒。喝燒酒中毒的人，飲服冷鹽水、綠豆粉可稍微緩解。或用一升大黑豆，煮成一至二升的豆汁，多多飲服，使其嘔吐後就能緩解。

酒糟　味辛甘，性溫。臘月裡的酒糟能長期間保存。有火熱病、哮喘、咳嗽的人，不要吃酒糟類的食物。

醋　味酸甘苦，性微溫。醋能解魚、肉、瓜、菜之毒。米醋比較好。多食醋會損筋骨，傷胃氣，對男子沒有益處，還會損傷牙齒，損壞容顏，能引發體內餘毒。醋不可與各類藥物同食，服茯苓、丹參、葶藶等藥物的人忌食。凡是患有風寒咳嗽、脾病瀉痢的人，不要食醋。

醬　味鹹甘，性冷。醬能解魚、肉、菜、蕈、百藥之毒。多食醬，會使人助濕發瘡，引發小兒無辜病，生痰動氣。孕婦把醬與雀肉同食，會使所生的孩子面色發黑；把醬與葵、藿同食，會導致流產。麥醬與鯉魚及魚鮓同食，會使人生口瘡。患腫脹、五疸、咳嗽的人，最好不要食豆醬。患瘡癤的人食醬，會使疤痕發黑。服甘遂的人忌食醬。

飴糖　味甘，性溫。多食飴糖，會使人生痰助火，動脾風，發濕熱。患有腹中脹滿、嘔吐上逆、大便秘結、齲齒、目赤、疳病的人，一定要忌食飴糖。飴糖不能與豬心、肺同食。服半夏、菖蒲的人忌食飴糖。

茶　味苦而甘，茗性大寒[一]，岕茶性微寒[二]。久飲令人瘦，去人脂，令人不睡。大渴及酒後飲茶，寒入腎經，令人腰腳膀胱冷痛，兼患水腫攣痹諸疾。尤忌將鹽點茶，或同鹹味食，如引賊入腎。空心切不可飲。同榧食，令人身重。飲之宜熱，冷飲聚痰，宜少勿多，不飲更妙。酒後多飲濃茶，令吐。食茶葉令發黃成癖。唯蒙茶性溫，六安、湘潭茶稍平。松茗傷人爲最。若雜入香物，令病透骨。況真茶即少，雜茶更多，民生日用，受其害者，豈可勝言？婦嫗蹈其弊者更甚。服威靈仙、土茯苓者忌之。服史君子者忌飲熱茶，犯之即瀉。茶子搗仁，洗衣，去油膩。廣南一種苦䔲[三]，性大寒，胃冷人勿食。

酒類甚多，其味有甘、苦、酸、淡、辛、澀不一，其性皆熱，有毒。多飲，助火生痰，昏神軟體，損筋骨，傷脾胃，耗肺氣，夭人壽。飲冷酒同牛肉食，令人生蟲。同乳飲，令人氣結。同胡桃食，令咯血。酒醉臥黍穰，食豬肉，患大風[四]。酒同芥食，及合辛辣等物，緩人筋骨。酒後飲茶多，傷腎聚痰，成水腫及攣痛，腰腳重墜，膀胱疝證，腹下冷痛，消渴，痰飲。久飲過度，令人精薄無子。醉臥當風，成癜風癱瘓[五]。醉後浴冷水，成痛痹。凡用酒服丹砂、雄黃等藥，能引藥毒入四肢，滯血，化爲癰疽。中一切砒蠱等毒，從酒得者不治。凡飲酒宜溫不宜熱，宜少不宜多。飲冷酒成手戰[六]。有火證、目疾、失血、痰嗽、痔漏、瘡疥者，並宜忌之。飲酒者喜鹹惡甘，勿同甜物食。枳椇、葛花、赤豆花、綠豆粉皆能醒酒解毒。酒漿照人無影，及祭酒自耗者，勿飲。酒酸，以赤小豆一升，炒焦，入罐內，可變好。

燒酒　味甘辛，性大熱，有毒。多飲，敗胃傷膽，潰髓弱筋，傷神損壽。有火證者忌之。同薑、蒜、犬肉食，令人生痔，發癇疾。妊婦飲之，令子驚癇。過飲發燒者，以新汲冷水浸之，或浸髮即醒。

中其毒者，服鹽冷水、綠豆粉可少解。或用大黑豆一升，煮汁一二升，多飲服之，取吐便解。

酒糟　味辛甘，性溫。臘月者可久留。有火熱病及喘嗽者，勿食糟物。

醋　味酸甘苦，性微溫。解魚、肉、瓜、菜毒。米醋乃良。多食損筋骨，傷胃氣，不益男子，損齒滅顏，能發毒。不可同諸藥食，服茯苓、丹參、葶藶藥者忌之。凡風寒咳嗽及瀉痢脾病者，勿食。

醬　味鹹甘，性冷。殺魚、肉、菜、蕈、百藥毒。多食，助濕發瘡，發小兒無辜[七]，生痰動氣。妊婦合雀肉食，令兒面黑。同葵、藿食，能墮胎。麥醬同鯉魚及魚鮓食，生口瘡。患腫脹、五疸、咳嗽者，勿食豆醬乃佳。患瘡癤者食之，令瘢黑。服甘遂者忌之。

飴糖　味甘，性溫。多食，生痰助火，動脾風，發濕熱。患中滿、吐逆、秘結、牙䘌、赤目、疳病者，切忌食之。勿同豬心肺食。服半夏、菖蒲者忌之。

一　茗：茶芽。此指晚採的茶。

二　岕（jiè）：同「岕」。兩山之間。岕茶。產於浙江長興境，因在宜興、羅解兩山之間故名。此泛指產於兩山之間的茶。

三　苦䔲：皋蘆的別稱。

四　大風：病名，疑即痲風。《素問·長刺節論》：「骨節重，鬚眉墮，名曰大風。」唐代柳宗元《捕蛇者說》：「然得而臘之以為餌，可以已大風、攣踠、瘺、癘，去死肌，殺三蟲。」

五　癜風：病名，為紫癜風、白癜風的合稱。

六　戰：通「顫」，發抖。

七　無辜：古代兒科病名。症見小兒面黃髮直，時壯熱，飲食不生肌膚，積經日月，遂致死。參見《諸病源候論》。

【點評】

「酒為百藥之長」一說，出自《漢書，食貨志》，這是中國古人對酒在醫藥上應用的高度評價。酒在醫學上的應用，是中國傳統醫藥學的一大發明。「醫」字從「酉」（酒），即是由於酒能治病演化而來。在古代，用酒治病，特別是製成藥酒來防治疾病的現象十分普遍。例如，用酒泡大黃、白朮、桂枝、桔梗、防風等製成的屠蘇酒，是古代除夕男女老幼必用之品。端午節飲艾葉酒，重陽節飲菊花酒以避瘟疫。《千金方》載：「一人飲，一家無疫，一家飲，一里無疫。」現代醫學研究表明，用酒浸藥，不僅能將藥物的有效成分溶解出來，使人易於吸收，由於酒性善行，能宣通血脈，還能藉以引導藥物的效能到達需要治療的部位，從而提高藥效。另外，藥物久漬不易腐壞，便於保存，又可以隨時飲用。這就是藥酒受到歷代醫家重視和廣大群眾歡迎的原因。

豆腐　味甘鹹，性寒。多食豆腐會使人動氣腹瀉，引發腎邪，以及瘡疥、頭風病。夏天要少食豆腐，防止人的汗水進入體內。凡是吃豆腐損害了人體或中毒的人，食萊菔、杏仁可以緩解。

粉皮索粉　二物都是味甘，性涼。脾胃虛弱的人，多食此二物，會難以消化，導致腹痛泄瀉，此時食杏仁可以消除。粉皮、線粉如果接觸杏仁，就會爛得無法形成條索狀。

乳酪　味甘酸，性寒。患脾痢的人不要食。羊乳酪與魚鮓同食，會使人得瘕病。乳酪不能與醋同食，不能與鱸魚同食。

酥油　味甘，性微寒。患脾氣虛寒的人，宜少食酥油。

乳餅　味甘，性微寒。多食乳餅，會使人動氣滑腸，生痰。泄瀉患者，不宜食乳餅。

魚膘　味甘鹹，性平。脾胃虛弱的人，應該少食魚膘。回魚的膘性寒，對腎沒有益處。

魚鱠　味甘，性溫。魚鱠與乳酪同食，會使人得霍亂。魚鱠不要與各種瓜同食。夜間食魚鱠不易消化，容易成食積。食魚鱠後飲冷水，會使人生蟲。疫病後食魚鱠，會損傷脾胃導致內科疾病。生食魚鱠，會使人得瘕病。魚鱠吃得太多，不易消化的人，用馬鞭草汁和酒一起服可以緩解。魚鱠不要與豬肝同食。

魚酢　味甘鹹，性平。各類魚都可以做成酢，多食難以消化，使人發瘡疥。吃魚酢時要防止人的頭髮混入其中，不然吃了會損害人體。生酢會損害人體，食後會使人發脾胃病。魚酢與胡荽、葵菜、豆藿、麥醬、綠豆、蒜食等同食，都會使人得消渴、霍亂。無鱗魚酢尤其對人體無益。

生薑　味辛甘，肉性溫、皮性寒。生薑的功效是發散，熟薑功效是溫中。多食薑損傷心氣，引發目疾、五痔、失血。凡患有瘡癤的人食薑，會長惡肉。孕婦多食生薑，會導致胎熱，使所生的孩子患瘡疥，或者生多指。多食辛辣的食物，都能損傷胎元。晚上不能食薑，以免耗傷真氣。生薑不能與豬肉、牛肉、馬肉、兔肉同食。秋薑宜少食，能使人瀉氣，折壽。久食乾薑，令人視力下降。孕婦食薑，會使所生的孩子消瘦，大概是因為薑性大熱而且辛散的緣故。製糟老薑時加入蟬蛻，則可退去老薑上的筋絲。

豆腐　味**甘鹹**，性**寒**。多食，動氣作瀉，發腎邪及瘡疥、頭風病。夏月少食，恐人汗入內。凡傷**豆腐**及中毒者，食**萊菔**、杏仁可解。

粉皮索粉　俱味**甘**，性涼。脾胃虛弱者，多食難化，令腹痛泄瀉，食杏仁即消。如近杏仁，即爛不成索。

乳酪　味**甘**酸，性寒。患脾痢者勿食。羊乳酪同魚鮓食，成瘕。忌醋。不可合鱸魚食。

酥油　味**甘**，性微寒。患脾氣虛寒者，宜少食之。

乳餅　味甘，性微寒。多食，動氣滑腸，生痰。患泄瀉者，不宜食。

魚膘　味甘鹹，性平。脾胃虛者，宜少食之。回魚者性寒，不益腎。

魚膾　味甘，性溫。同乳酪食，令霍亂。勿同諸瓜食，夜食不消成積。食後飲冷水生蟲，疫病後食之，損脾成內疾。食生鱠成瘕爲怪病[一]。過食不消者，用馬鞭草汁和酒服可化。勿同豬肝食。

魚酢[二]　味甘鹹，性平。諸魚皆可作酢，多食難化，發瘡疥。防雜髮害人。生酢損人，食之，動脾胃病。同胡荽、同葵菜、同豆藿、同麥醬、同綠豆、同蒜食，並令消渴及霍亂。無鱗魚鮓，尤不益人。

生薑　味辛甘，肉性溫、皮性寒。生發散，熟溫中，多食損心氣，發目疾、五痔、失血。凡患瘡癤人食之，長惡肉。妊婦多食生薑，助胎熱，令子生瘡疥，或生多指。多食辛辣，夜不食薑，免耗真氣。忌同豬肉、牛肉、馬肉、兔肉食。秋薑宜少食，能瀉氣夭年。乾薑久食，令人目暗。妊婦食之，令胎內消，蓋其性大熱而辛散也。糟老薑入蟬退，則無筋。

[一] 鱠：同「膾」，細切肉。

[二] 魚酢：當作「魚鮓」。本段其餘兩個「酢」字，皆當作「鮓」。

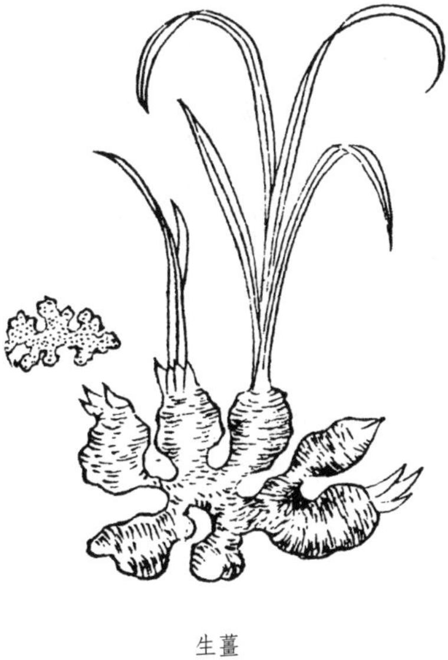

生薑

[點評]

民間有「朝食一塊薑，強服人參湯」、「冬有生薑，不怕風霜」、「冬吃蘿蔔夏吃薑，不勞醫生開藥方」等說法。宋代蘇軾《東坡雜記》曾描寫：「錢塘淨慈和尚，年八十餘，顏如童子，自言服生薑四十年，故不老云。」一道出了生薑具有抗衰老益壽的價值。生薑性溫，其特有的「薑辣素」能刺激胃腸黏膜，使胃腸道充血，消化能力增強，能有效地治療吃寒涼食物過多而引起的腹脹、腹痛、腹瀉、嘔吐等。對魚蟹毒，半夏、天南星等藥物中毒有解毒作用。生薑用於解表，主要為發散風寒，多用治感冒輕症，生薑煎湯，加紅糖趁熱服用，往往能得汗而解，也可用作預防感冒藥物。因此，生薑雖有以上眾多益處，但不要忽視生薑性味辛溫，有發散功能。因此，作者在書中指出的服食生薑的禁忌都是來自生活實踐的經驗之談，值得人們重視。

卷六

「魚類」

鯉魚　味甘，性平。鯉魚有一道脊鱗，從頭至尾，無論大小，都是三十六鱗。陰發展到極點，陽則開始回復，所以食鯉魚能發風動火。鯉魚與狗肉、豆藿同食，會使人得消渴病。鯉魚與葵菜同食，會損害人體。患天行病之後的人，或者有下痢、宿症的人，都不能吃鯉魚。有風病的人食鯉魚，會留下無窮的禍患。服天門冬、紫蘇、龍骨、朱砂的人忌食鯉魚。鯉脊上有兩根筋以及有黑血的鯉魚有毒。在溪間生長的鯉魚，魚腦部分有毒。生長在山間水的鯉魚不可食用。燒鯉魚時不要使煙進入眼睛，否則會嚴重影響視力，三天以內必定會有反應。鯉魚子與豬肝同食，能損害人體。鯉魚不要與雞肉、雞蛋同食。

鯽魚　味甘，性溫。鯽魚與蒜同食，會使人上火。與砂糖同食，會使人生疳蟲。與芥菜同食，使人發浮腫。與雞、雉、鹿、猴肉及豬肝同食，使人生癰疽。服麥門冬的人，食鯽魚會損害人體。鯽魚子不能與豬肝同食。

鯿魚　味甘，性溫。患有痔疾、痢疾的人不要食鯿魚。

鮒魚　味甘，性平。多食鮒魚，會使人發痼疾，患瘡疥、痔疾。

鱸魚　味甘，性平，有小毒。多食鱸魚會使人得瘡腫，形成痃癖。鱸魚不要與乳酪同食。鱸魚的肝臟不能食，否則會使人臉上脫皮。中鱸魚毒的人，多飲蘆根汁可以解毒。

鱖魚　味甘，性平。鱖魚的鰭共有十二刺，與一年十二月相應。魚刺不小心鯁在咽喉，對人體造成傷害。可以用橄欖核磨汁服下去，可以緩解。

鰱魚　味甘，性溫。多食鰱魚，會使人內熱口渴，或者引發瘡疥。

鯖魚　味甘，性平。鯖魚做成的鮓的性質與服石人的體質相反。鯖魚不能與生胡荽、麥醬、豆藿、生葵菜同食。服朮的人要忌食鯖魚。

白魚　味甘，性平。多食白魚，會使人內熱、生痰，阻礙中膈氣機，引發灸瘡。白魚與棗肉同食，使人患腰腹痛。隔夜的白魚不要食用，吃了使人腹冷。烤著吃白魚，也會使人微微動氣。患瘡癤的人不要食白魚，否則會使人發膿。

回魚　味甘，性平。多食回魚，會使人動痼疾。回魚與野豬、野雞同食，會使人得癩瘡。與鹿肉同食，會致死。紅眼睛紅鬚的回魚須忌食。

鯊魚　味甘，性溫。多食鯊魚，會使人上火，動痰，引發瘡疾。

鯊魚　味甘，性平。多食鯊魚，會引發瘡疥。這種魚大的有四至五寸，小時候腹內就有魚子。鯊魚不能與甘草同食。

鰷魚　味甘，性溫。這種魚長度只有數寸，形體狹長而扁平，形狀像柳葉，喜好群游。多食鰷魚，會引發瘡疥、丹毒。

鱠殘魚　味甘，性平。鱠殘魚味道鮮美，多食，會使人發瘡疥，使小兒得赤游風。曬乾的鱠殘魚，叫做銀魚。又有一種鱵魚，外形像鱠殘魚，但喙上多長了一根針樣的黑骨，功用與鱠殘魚相同。

鱅魚　味甘，性溫。外形像鰱魚，顏色是黑色的，鱅魚頭最大，俗稱為花鰱。鰱魚最美味的部位是魚腹，鱅魚最美味的部位是魚頭。鱅魚眼睛旁邊有一根乙骨，吃魚的時候要除去乙骨才行。多食鱅魚，會使人動風熱，發瘡疥。

鯉魚　味甘，性平。其脊鱗一道，從頭至尾，無大小，皆三十六鱗。陰極則陽復，故能發風動火。同犬肉、豆藿食，令消渴。同葵菜食，害人。天行病後及下痢者、有宿症者[一]，俱不可食。風病患食之，貽禍無窮。服天門冬、紫蘇、龍骨、朱砂人忌食。鯉脊上兩筋及黑血有毒。溪間生者，毒在腦。山上水中生者，不可食。炙鯉勿使煙入目，大損目光，三日內必驗。鯉魚子合豬肝食，能害人。勿同雞肉雞子食。

鯽魚　味甘，性溫。同蒜食，助熱。同沙糖食，生疳蟲。同芥菜食，發浮腫。同雞、雉、鹿、猴肉及豬肝食，生癰疽。服麥門冬者，食之害人。鯽魚子忌同豬肝食。

鯿魚　味甘，性溫。患疳痢者，勿食。

鰣魚　味甘，性平。多食，發痼疾及瘡疥疳疾。

鱸魚　味甘，性平，有小毒。多食發瘡腫，成痃癖[二]。勿同乳酪食。肝不可食，剝人面皮。中鱸魚毒者，多飲蘆根汁可解。

鱖魚　味甘，性平。鬐刺凡十二[三]，以應十二月。誤梗害人，以橄欖核磨水，服之可解。

鰱魚　味甘，性溫。多食，令人熱中發渴，或發瘡疥。

鯖魚　味性甘平。作鮓與服石人相反[四]。勿與生胡荽、麥醬、豆藿、生葵菜同食。服朮人忌之。

白魚　味甘，性平。多食，熱中生痰，泥人膈，發炙瘡。同棗肉食，令患腰腹痛。經宿者勿食，令人腹冷，炙食，亦少動氣。患瘡癬者勿食，能發膿。

回魚　味甘，性平。多食，動痼疾。同野豬、雉肉食，令人發癩[五]。同鹿肉食殺人。赤目赤鬚者，忌食。

鮆魚[六]　味甘，性溫。多食，助火動痰，發瘡疾。

鯊魚[七]　味甘，性平。多食，發瘡疥。此魚大者四五寸，小時即有子。忌甘草。

鰷魚　味甘，性溫。此魚長僅數寸，形狹而扁，狀如柳葉，性好群游。多食，發瘡疥、丹毒。

鱠殘魚　味甘，性平。鮮，多食，令人發瘡疥及小兒赤游風[八]。曬乾者，名銀魚。又一種鱵魚[九]，形似鱠殘，但喙上多生一針，功用相同。

鱅魚　味甘，性溫。狀似鰱而色黑，其頭最大，俗呼花鰱。鰱之美在腹，鱅之美在頭。其目旁有乙骨，食魚去乙，是矣。多食，動風熱，發瘡疥。

[一] 天行病：指由天地間的疫毒戾氣流行傳播而引起的傳染性流行病。

[二] 痃癖（xuán pǐ）：病名，指臍旁兩脅處生的積塊。

[三] 鬐（qí）：同「鰭」。

[四] 服石人：指服用丹藥的人。

[五] 癩（lài）：此指癩瘡，即惡瘡、頑癬。

[六] 鮆（jì）魚：又叫鱭魚、刀魚、刀鱭。魚形如裂篾之刀，鱗色銀白。自古以來，刀鱭、鰣魚、河豚並稱「長江三鮮」，刀鱭應市最早，故列三鮮之首。

〔七〕鯊魚：吹沙小魚。又名鮀、鯊鮀，生活在溪澗的小魚。《本草綱目·鱗部·鯊魚》：「（鯊魚）此非海中沙魚，乃南方溪澗中小魚也。居沙溝中，吹沙而游，咂沙而食。」

〔八〕赤游風：病症名，即胎熱丹毒。

〔九〕鱵（zhēn）魚：又名針魚。《正字通·魚部》：「鱵，喙尖一細黑骨如刺，俗呼針觜魚。」

〔點評〕

黃河鯉魚、太湖銀魚、松江鱸魚、長江鰣魚並稱為「中國四大名魚」。其中黃河鯉魚以肉質鮮嫩、營養豐富列為中國四大名魚之首。鯉魚的蛋白質不但含量高，而且品質也佳，人體消化吸收率可達百分之九十六，並能供給人體必須的氨基酸、礦物質、維生素A和維生素D等。鯉魚的脂肪多為不飽和脂肪酸，能很好地降低膽固醇，可以防治動脈硬化、冠心病。因為兩者很相似，而且鱅魚又稱黑鰱、花鰱，所以人們通常會把鰱魚和鱅魚混為一談。《本草綱目》載「鱅魚，狀似鰱而色黑，其頭最大，味亞於鰱。鰱之美在腹，鱅之美在頭，或以鰱、鱅以為一物，誤矣。首之大小，色之黑白，不大相侔。」

鱒魚　味甘，性溫。又稱為赤眼魚。多食鱒魚，會使人動風氣，助濕熱，引發瘡癬、癬疥，還能引發痼疾。

鯇魚　味甘，性溫，就是草魚。多食鯇魚，會引發各種瘡瘍、濕毒、流氣、痰核病。

石首魚　味甘，性平。俗稱黃魚。曬乾的石首魚叫做白鯗，食白鯗能把吃的瓜消化成水。又有一種黃花魚，與黃魚形狀相似，只是顏色偏黑罷了。

勒魚　味甘，性平。勒魚乾被稱為勒鯗。把勒魚骨插到不熟的甜瓜蒂上，甜瓜一夜之間就能成熟。石首鯗骨也有這樣的功效。

鯧魚　味甘，性平。鯧魚和生薑、粳米一起煮，骨頭都會變軟，鯧魚子有毒，食後會使人下痢。

杜父魚　味甘，性溫。形狀像鯊魚，但是比較短，尾巴叉開、頭大、嘴寬，魚身是黃黑色有斑紋，魚脊有刺。患瘡癬的人忌食杜父魚。杜父魚的脊背上有細得像髮絲一樣的蟲，應該去除後才能食用。

鱧魚　味甘，性寒。就是黑魚。有瘡的人不能食鱧魚，否則使人疤痕發白，食後對人體也無益處，會引發痼疾。

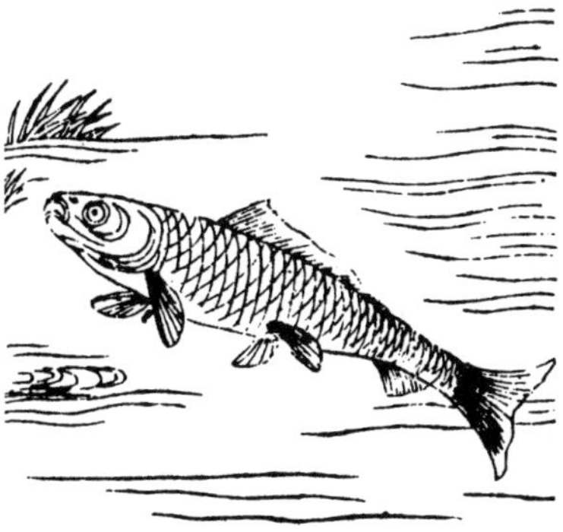

鯇魚

鰻鱺魚　味甘，性微溫，有小毒。鰻鱺魚與白果同食，會使人得軟風。多食鰻鱺魚，會使人動風。孕婦食鰻鱺魚，會使所生的孩子得病。鰻鱺魚有重達三四斤的、有游動時能把頭抬起來離水面三寸高的、有四隻眼的、沒有腮的、背上有白點的、腹有黑斑的，這些鰻鱺魚都有毒，食後能致死。有一種尖頭、劍脊、黑色的鰻鱺魚，有毒，吃起來沒有味道。魚骨燒煙能用來熏蚊，把蚊子化為水。用來熏氈子、房屋、竹木，能夠防蛀。把鰻鱺魚骨放到書箱、衣箱裡，箱子不會被蛀蝕。海鰻鱺與鰻鱺性味相同，性偏暖，但沒有補益作用。有一種鰻鱺魚的肉質粗糙，沒有油脂，有毒不能食。風乾的鰻鱺稱為風鰻。

鱔魚　味甘，性大溫。就是黃鱔。多食鱔魚會使人得霍亂，引發瘡疾，動風氣，縮短人的壽命。時行病後食鱔魚，會導致疾病復發。不要與狗肉、狗血同食。孕婦食鱔魚，會使小孩聲音嘶啞。黑色而體形較大的鱔魚有毒，食後會致死。把鱔魚養在水缸裡，晚上用燈照看，全身浮在水面上、項下面有白點的鱔魚，這是由蛇變化而成的，應該馬上扔掉。把蒜瓣扔到缸裡，所有的鱔魚都跳躍不已，也是因為物性相互剋制。煮鱔忌用桑柴火。食鱔中毒的人，食蟹就能立即解毒。

鰌魚　味甘，性平。就是泥鰍魚。鰌魚與白狗血、肉同食，很好吃。用燈芯草煮鰌魚也很好吃。忌用桑柴煮。

鱣魚　味甘，性平，有小毒。就是黃魚。俗稱「著甲魚」。多食鱣魚，會使人生痰、上火、發風、動氣，引發瘡疥。鱣魚與蕎麥麵同食，會使人失音。作成魚鮓，會使人難以消化。服荊芥的人，忌食鱣魚。

鱘魚　味甘，性平。就是鱘鰉魚。又稱為鮪魚。多食鱘魚，會使人動風氣，發一切瘡疥。久食鱘魚，會使人心痛、腰疼。鱘魚與筍乾同食，會使人癱瘓。小兒食鱘魚，會引起咳嗽、嗽瘕。鱘魚能引發各種藥毒，服食丹石的人忌食。鱘魚做成鮓雖然珍貴，也對人體沒有益處。

鯰魚　味甘，性寒，有小毒。鯰魚與牛肝同食，會使人患風噎涎。鯰魚與野豬肉同食，令人上吐下瀉。與雉肉同食，會使人生癰癤。與鹿肉同食，使筋骨指甲萎縮。紅眼睛、紅鬚、沒有腮的鯰魚，都有毒，誤食後會致死。鯰魚與荊芥性相反。

黃顙魚　味甘，性平，微毒。又稱為鉠魤。形狀像小鯰，魚身是青黃色的，腮下面有兩根橫骨，兩根鬚，有胃，會發出「軋軋」的聲音。黃顙魚膽春天和夏天靠近上部，秋天和冬天靠近下部。多食黃顙魚，會使人發瘡疥，對人體沒有益處。黃顙魚與荊芥性相反，能損害人體。

鱒魚　味甘，性溫。一名赤眼魚。多食，動風氣，助濕熱，發瘡癬疥及痼疾。

鯇魚　味甘，性溫，即草魚。多食，發諸瘡及濕毒流氣、痰核病。

石首魚　味甘，性平。俗名黃魚。曝乾爲白鯗[一]，食之能消瓜成水。又一種黃花魚，形狀相似，但色黑耳。

勒魚[二] 味甘，性平。乾者謂之勒鮝。甜瓜生者，用勒魚骨插蒂上，一夜便熟。石首鮝骨亦然。

鯧魚 味甘，性平。和生薑、粳米煮，骨皆軟，其子有毒，食之，令人下痢。

杜父魚 味甘，性溫。狀似鯊而短，尾岐、頭大、口闊，身黃黑有斑，脊有刺。患瘡癤者，忌食。脊有細蟲如髮，宜去之。

鱧魚[三] 味甘，性寒，即黑魚。有瘡人不可食，令瘢白，食之無益，能發痼疾。

鰻鱺魚 味甘，性微溫，有小毒。同白果食，患軟風。多食，動風。妊婦食之，令胎有疾。有重三四斤者、昂頭三寸游者、四目者、無腮者、背有白點者、腹有黑斑者，並有毒，食之殺人。尖頭劍脊黑色者，有毒，食之無味。其骨燒煙熏蚊，令化為水。熏氈及屋舍竹木，斷蛀蟲。置書笥衣箱[四]，不生蠹。海鰻鱺，性味相同，暖而不補。一種肉粗無油者，有毒勿食。乾者名風鰻。

鱔魚 味甘，性大溫，即黃鱔。多食，令人霍亂[五]，發瘡疾，動風氣，損人壽。時行病後食之[六]，復發。勿與犬肉、犬血同食。妊婦食之，令子聲啞。黑而大者有毒，食之殺人。畜水缸內，夜以燈照，通身浮水面，項下有白點，此乃蛇變者，急宜棄之。以蒜瓣投缸中，則群鱔跳擲不已，亦物性相制也。煮鱔忌桑柴火。食鱔中毒，食蟹即解。

鰌魚 味甘，性平，即泥鰍魚。同白犬血、肉食，和燈心煮鰌，甚妙。忌桑柴煮。

鱣魚 味甘，性平，有小毒，即黃魚。俗呼著甲魚。多食，生痰助熱，發風動氣，發瘡疥。同蕎麥麵食，令人失音。作鮓食，令人難克化。服荊芥藥者，忌之。

鱘魚 味甘，性平，即鱘鰉魚。一名鮪魚[七]。多食，動風氣，發一切瘡疥。久食，令人心痛腰疼。

同筍乾食，發癱瘓。小兒食之，成咳嗽及癥瘕[八]。能發諸藥毒，服丹石人忌食。作鮓雖珍，亦不益人。

鯰魚[九] 味甘，性寒，有小毒。同牛肝食，患風噎涎。同野豬肉食，令吐瀉。同雉肉食，生癰癤。同鹿肉食，令筋甲縮。赤目赤鬚無腮者，並有毒，誤食殺人。反荊芥。

黃顙魚 味甘，性平，微毒。一名鉠䲅[十]。狀似小鯰，身青黃色，腮下有二橫骨、兩鬚、有胃，作聲軋軋。其膽春夏近上，秋冬近下。多食，發瘡疥，不益人。反荊芥，能害人。

[一] 鮝（xiǎng）：乾臘魚，即剖開晾乾的魚。

[二] 勒魚：即鰳魚，又名鱠魚、曹白魚、白鱗魚。

[三] 鱧（lǐ）魚：又名「烏鱧」、「銅魚」、「黑魚」。

[四] 書笥（sì）：書箱。

[五] 霍亂：一種急性腹瀉疾病。

[六] 時行病：是感應四時不正之氣所致的流行性疾病。《諸病源候論．時氣候》：「時行病者，是春時應暖而反寒，夏時應熱而反冷，秋時應涼而反熱，冬時應寒而反溫，非其時而有其氣，是以一歲之中，病無長少，率相似者，此則時行之氣也。」

[七] 鮪（wěi）：鱘魚、鰉魚的古稱。

[八] 瘕：同「嗽」，咳嗽。

[九] 鯰（nián）魚：體長，前端平扁，後部側扁，口寬大，有鬚兩對，無鱗，皮膚黏滑，生活在河湖池沼中。

[十] 鉠䲅（yāng yà）：黃顙魚的別稱。

【點評】

鰻鱺魚和鱔魚不僅為席上佳餚，而且都富含多種營養成分，具有補中益血、治虛損之功效。鰻鱺魚具有補虛養血、祛濕、抗癆等功效。鰻鱺體內含有一種很稀有的西河洛克蛋白，具有良好的強精壯腎的功效，還富含鈣質，經常食用，能使血鈣值有所增加，強壯身體。鰻的肝臟含有豐富的維生素A，是夜盲人的優良食品。鱔魚具有補氣養血、溫陽健脾、滋補肝腎、祛風通絡等功效。鱘魚是現存的古老生物種群，起源於億萬年前的白堊紀時期，素有水中「熊貓」之稱。鱘魚以其奇特的體形而被作為觀賞魚飼養。全世界鱘魚種類有二十七種，中國有八種，中華鱘、史氏鱘和達氏鰉則是中國三種主要的鱘魚種類，其中中華鱘是中國珍稀水產動物，已被國家列為一級保護動物。

河豚　味甘，性溫，有毒。海裡的豚有大毒，多食，會使人發風、助濕、動痰。有痼疾、瘡瘍的人，不能食河豚。河豚與荊芥、菊花、桔梗、甘草、附子、烏頭性相反。加工處理不得法，誤入煙煤或沾上灰塵，人吃了都會致死。河豚生長三月以後，肉內立刻長出斑點，不可食用。孕婦食用，令胎兒患赤游風。河豚的血有毒，脂令舌麻，子令腹脹，眼令目花。其肝及子有大毒，一放入口中就會使舌頭爛掉，吞到肚子裡會使腸子爛掉，沒有解藥。中河豚毒的人，可以用橄欖、蘆根汁、糞清、甘蔗汁來解毒，會稍微有點效果。或者給中毒的人灌下鴨血，可以解毒。服藥的人不能食河豚。紅眼睛的、非常肥大的、腰腹有紅筋的河豚，人誤食後會致死，無藥可解。愛護生命的人應該遠離河豚，不要食用。又有一種斑子魚，形狀像小河豚，性味有毒，與河豚相同。肚子飽的時候不能吃河豚，吃河豚的時候不能吃得太飽，應該防止肚子發脹。

鱤魚　味甘，性平。鱤魚會相互吞食同類，池中有這種魚就不能再養別的魚。生瘡癬的人，不要食用鱤魚。

石斑魚　生長在南方溪澗中，長數寸，白鱗黑斑，經常在水面浮游，一聽到人聲則立刻潛入深水中。石斑魚子和腸都有毒，人誤食後，會使人上吐下瀉，飲少許魚尾草汁，可以解毒。

黃鯝魚　味甘，性溫。這種魚的寬度不超過一寸，長度不到一尺。魚油可以用來點燈，會使人眼花。

鱊魚　味甘，性平。俗名稱為春魚。春魚春

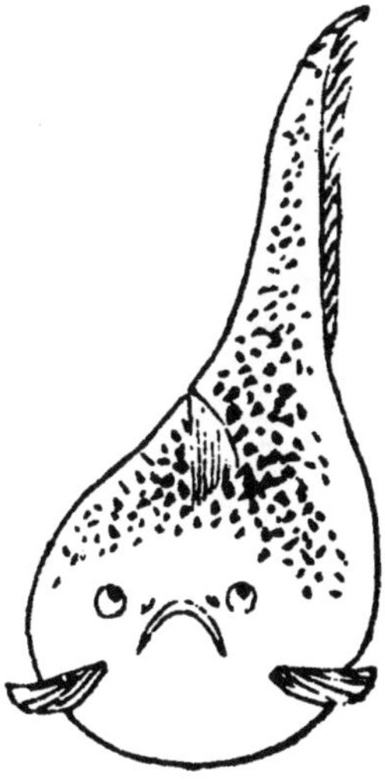

河豚

天時從岩石洞穴中隨著水流出來，形狀像剛剛孵化的魚苗，一斤就有一千來條。有的人說是鯉魚苗。現在宣城、涇縣在三月初三前後的三四日也出產小魚，當地的人把魚炙烤後寄給遠方的熟人，可能就是這種魚。

金魚　味甘鹹，性平。味道差，不適合食用，僅供玩賞。金魚吃了橄欖渣、肥皂水、鴿糞後會立即死亡。飼養時放一些白楊樹皮，金魚就不會長蝨子。

比目魚　味甘，性平。多食比目魚，會使人動風氣。有風濕病的人不要吃比目魚。

鮹魚　味甘，性平。尾巴有兩個分叉，像鞭鞘一樣。患癰疽的人不要食鮹魚。

鮫魚　味甘，性平。就是鯊魚。魚皮可以用來裝飾刀劍。大鮫魚尾巴長數尺，會傷人。小鮫魚跟隨著母親游，一旦受驚立即從母親的口中鑽進腹中。虎鯊會咬人形物體，被咬傷的人在腰間繫上紅布，可以幫助逃生。鮫魚不能與甘草同食。

烏賊魚　味鹹，性平。多食烏賊，會使人動風氣。烏賊墨可以用來寫字，但是過了一年以後字跡會消失。烏賊骨稱為海螵蛸，紋理順著的是真的，橫著的是假的。烏賊骨能使鹽變淡，把骨投到井中，水中的昆蟲都會死亡。烏賊在小滿這一天，形體會變小。

邵陽魚　味甘鹹，性平，有小毒。邵陽魚形狀像盤子和荷葉，沒有腳沒有鱗，青色的背，白色的腹，嘴巴在腹下，眼睛在額上，尾巴長而且有節，人被螫後會中毒，毒性劇烈。江浙一帶的人醃製後食用，對人體沒有益處。邵陽魚尾常在人們排尿處螫人，使人陰部腫痛欲死，拔去毒刺才能痊癒。被毒刺螫到後，用魚扈竹和海獺皮才能解毒。

竹魚　味甘，性平。產自廣南、桂林、湘江，形狀像鯖魚，但是骨刺比較少，顏色青翠可愛，魚鱗間有紅點。多食竹魚，會使人發瘡疾。

河豚　味甘，性溫，有毒。海中者，有大毒，多食，發風助濕動痰。有痼疾瘡瘍者，不可食。與荊芥、菊花、桔梗、甘草、附子、烏頭相反。修治失法，誤入煙煤或沾灰塵，食之並能殺人。三月後即肉內生斑，不可食之。妊婦食之，令子赤游風。其血有毒，脂令舌麻，子令腹脹，眼令目花。其肝及子有大毒，入口爛舌，入腹爛腸，無藥可解。中其毒者，以橄欖、蘆根汁、糞清、甘蔗汁解之，少效。或用鴨血灌下，可解。服藥人不可食之。赤目者、極肥大者、腰腹有紅筋者，誤食殺人，諸藥不能解。厚生者宜遠之，勿食。又一種斑子魚，形似小河豚，其性味有毒，與河豚相同。河豚魚，飽後不可再食，食此不可盡飽，宜防發脹耳。

鱤魚　味甘，性平。呑啖同類，池中有此不能蓄魚。生瘡癬者，勿食。

石斑魚　生南方溪澗，長數寸，白鱗黑斑，浮游水面，聞人聲則划然深入。其子及腸有毒，誤食，令人吐瀉，飲魚尾草汁少許，解之。

黃鯝魚　味甘，性溫。此魚闊不逾寸，長不近尺。其油點燈，令人昏目。

鱎魚[一]　味甘，性平。俗名春魚。春月間從岩穴中隨水流出，狀似初化魚苗[二]，一斤千頭。或云鯉魚苗也。今宣城、涇縣於三月三前後三四日亦出小魚，土人炙收寄遠，或即此魚。

金魚　味甘鹹，性平。味短，不宜食，止堪養玩。魚啖橄欖渣、肥皂水、鴿糞即死。得白楊皮不生虱。

比目魚　味甘，性平。多食，動風氣，有風濕病者勿食。

鯆魚　味甘，性平。尾有兩歧如鞭鞘。患癧疽者勿食。

鮫魚　味甘，性平，即沙魚。皮可飾刀劍。大者尾長數尺，能傷人。小者子隨母行，驚即從口入母腹中。虎沙能咬人形，被暗傷人以紅布繫腰，可免。忌甘草。

烏賊魚　味鹹，性平。多食，動風氣。其墨亦可書字，但逾年則跡滅。其骨名海螵蛸，文順者是真，橫者爲假。能淡鹽，投骨於井，水蟲皆死。烏賊遇小滿，則形小也。

邵陽魚　味甘鹹，性平，有小毒。狀如盤及荷葉，無足無鱗，背青腹白，口在腹下，目在額上，尾長有節，螫人甚毒。吳人臘之[三]，食之無益。其尾候人尿處叮之[四]，令陰腫痛至死，拔去乃愈。被刺毒者，以魚扈竹及海獺皮解之。

竹魚　味甘，性平。出廣南桂林湘江，狀似鯖魚而少骨刺，色青翠可愛，鱗間有朱點。多食，發瘡疾。

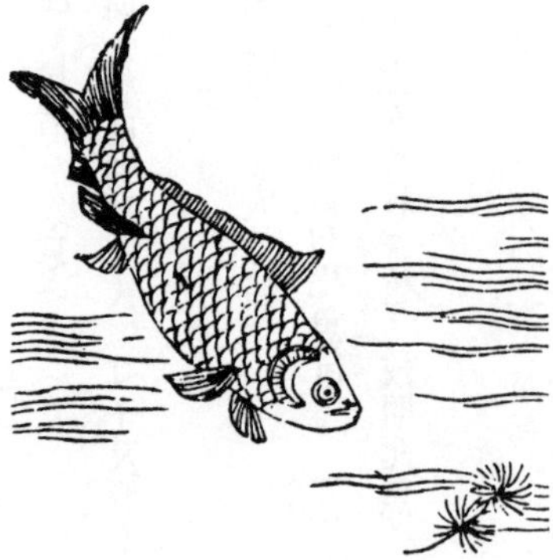

竹魚

一　鱊（yù）魚：屬今之鮍鰟魚，生活在淡水中的小型魚類，春日產卵孵化，其魚苗可乾製加工，故又稱「春魚」。

〔二〕初化：指剛剛孵化。

〔三〕臟：這裡是醃製的意思。

〔四〕叮：原作「訂」，形近而訛。

〔點評〕

河豚、鰣魚、刀魚並稱為「長江三鮮」。河豚味道極為鮮美，但處理不當或者貪食太多則會使人一命嗚呼。河豚的肌肉中並不含河豚毒素，最毒的部分是卵巢、肝臟，其次是腎臟、血液、眼、鰓和皮膚。晚春初夏懷卵的河豚毒性最大。這種毒素為神經毒素，其毒性比氰化鉀要高近千倍，中毒後能使人神經麻痹、嘔吐、四肢發冷，進而心跳和呼吸停止。在中國，為了保障公眾生命安全，國家明文規定不准飯店供應河豚。而在日本吃河豚則有著悠久的歷史，幾乎成為其飲食文化中重要的一部分。河豚加工程式十分嚴格，每條河豚的加工去毒需要經過三十道工序，做出來的魚肉味道鮮美，自古就有著「食得一口河豚肉，從此不聞天下魚」的說法。

鱉肉　味甘，性冷。鱉與豬、兔、鴨肉同食，會損傷人體。與芥子同食，會使人生惡瘡。與莧菜同食，會使腹中形成像鱉一樣的腫塊，對人體有害。鱉不可與桃子、鴨子、雞蛋同食。《禮記》中說：食鱉要去掉鱉竅。這是指鱉頸下像龜的形狀一樣的軟骨，食後會使人得水病。有冷氣、癥瘕的人不宜食鱉。凡是三條腿的鱉、紅色腳的鱉、一個眼睛的鱉、頭足不縮進鱉甲裡面的鱉、眼睛四周凹陷的鱉、腹下有王字形或十字文的鱉、腹部有蛇紋的鱉、白色眼睛的鱉、長在山上的旱鱉，都有毒，人食後能致死。夏天還有蛇變成的鱉，食用時要謹慎。孕婦食鱉，會使孩子脖子短。薄荷和鱉同煮，吃了會損害人體。鱉沒有耳朵，用眼睛來聽聲音。鱉只有雌性，沒有雄性，可以與蛇、黿交配，所以燒黿脂可以引來鱉。鱉被蚊叮後就會死掉，和蚊子一起煮鱉肉容易爛。還可以用鱉甲來熏蚊子。動物之間就是這樣相互報復。鼉一叫，鱉就潛伏起來，鱉性受鼉的抑制。池中有鱉，魚就不能飛躍起來。鱉膽味辛辣，膽弄破後膽汁流入湯中，可以代替椒類去除腥味。鱉性畏蔥和桑灰。鱉甲沒有裙邊，而且頭足不能縮的，稱為納鱉。納鱉有毒，人吃了會頭昏鼻塞。用吳藍煎湯，服下去能立刻緩解。納鱉甲也有毒。三隻腳的稱為能鱉，有大毒，人誤食後會致死。

龜肉　味酸，性溫。這種動物有靈性，不能輕易宰殺。六甲日和十二月都不能食，會損害人的精神。龜與豬肉、菰米、瓜莧同食，能損害人的精神。龜板正中心的前一塊，四方透明，如果是琥珀色的最好。頭方、腳短、殼圓、龜板呈白色的是雄性；頭尖、腳長、殼長、龜板呈黃色的是雌性。龜用耳朵呼吸，腸子在頭部，雌雄交尾，也可以與蛇交配。龜老了就會有靈性，活到八百歲，反而只有銅錢那麼大。龜聽到鐵的聲音就潛伏下去，被蚊子叮咬就會死亡。用香油抹龜的眼睛，把龜放到水裡就不會下沉。用老桑煮龜容易煮爛。用龜尿來磨瓷器，能使瓷器變軟。用龜尿磨墨，在石頭上寫字，能滲透石頭數分。取龜尿的方法是：用豬鬃或松葉刺龜鼻，尿即出。金線綠毛龜，放到書箱裡可以避免蛀蝕。呷蛇龜，甲和肉都有毒，不能食用。

黿肉　味甘，性平，微毒。把黿的頭扯出來，再懸掛起來，一夜之間就能伸長垂到地，一聽到人的聲音就縮回去。黿的腸子在頭部，把鱉當做雌性同類，黿的油脂磨鐵很亮。黿老了就變成黿精。除非萬不得已，否則不能食用。

鱉肉　味甘，性冷。同豬、兔、鴨肉食損人。同芥子食，生惡瘡。同莧菜食，令腹中成肉鱉，害人。不可同桃子、鴨子、雞子食。《禮記》云：食鱉去醜[一]。謂頸下有軟骨如龜形，食之令人患水病。有冷氣癥瘕人，不宜食之。凡鱉三足者、赤足者、獨目者、頭足不縮者、目四陷者、腹下有王字形十字文者、腹有蛇紋者、目白者、山上生者名旱鱉，並有毒，食之殺人。夏天亦有蛇化者，食須慎之。妊婦食之，令子短項。薄荷煮鱉能害人。鱉無耳，以目爲聽。純雌無雄，以蛇黿爲匹[二]，故燒黿脂可以致鱉。遇蚊叮則死，得蚊煮則爛。熏蚊者，又用鱉甲，物相報復如此。鼉一

鳴而鱉伏[三]，性相制也。池中有鱉，魚不能飛。其膽味辛辣，破入湯中，可代椒而辟腥。其性畏葱及桑灰。甲無裙而頭足不縮者，名曰納鱉。有毒，食之令人昏塞。以吳藍煎湯[四]，服之立解。甲亦有毒。三足者名曰能鱉，有大毒，誤食殺人。

龜肉 味酸，性溫。此物神靈，不可輕殺。六甲日、十二月俱不可食[五]，損人神。同豬肉、菰米、瓜莧食，害人神。龜版當心前一處四方透明，如琥珀色者佳。頭方、腳短、殼圓、版白爲陽；頭尖、腳長、殼長、版黃爲陰。其息以耳，腸屬於首，雌雄尾交，亦與蛇匹。龜老則神，年至八百，反大如錢。龜聞鐵聲則伏，蚊嚙則死[六]。香油抹眼，入水不沉。老桑煮之易爛。龜尿磨瓷器，能令軟。磨墨書石，能入數分。取龜尿，以豬鬃或松葉針其鼻即出。金線綠毛龜，置書笥辟蠹。呷蛇龜甲肉俱毒[七]，不可食之。

黿肉 味甘，性平，微毒。裂而懸之，一夜便覺垂長至地，聞人聲則收。腸屬於首，以鱉爲雌，其脂摩鐵則明，老能變魅。非急弗食之。

一 醜：此指鱉竅。

二 黿（yuán）：即大鱉，俗稱癩頭黿。匹：匹配，交配。

三 鼉（tuó）：即揚子鱷，亦稱鼉龍，豬婆龍。

四 吳藍：藥名。《聖濟總錄》有好幾帖名為「吳藍湯」的方劑：卷六十一的「吳藍湯」用於治療黃汗，卷一三八的「吳藍湯」用於治療丹毒，卷一八二的「吳藍湯」用於治療小兒發丹毒、熱痛等等。明代宋應星《天工開物，藍澱》記載：「蓼藍、馬藍、吳藍等皆撒子生。」說明吳藍與蓼藍、馬藍的功效相近。

可推知吳藍具有清熱解毒、涼血消腫的功效。

五　六甲日：古代以天干地支紀日，六甲日是指甲子、甲寅、甲辰、甲午、甲申、甲戌日。

六　噆（zǎn）：咬。

七　呷蛇龜：龜的一種，能吃蛇。又名攝龜。《新修本草》注云：「鼉龜腹折，見蛇則呷而食之，荊楚之間，謂之呷蛇龜也。」

【點評】

鱉，俗稱甲魚，肉味鮮美、營養豐富，自古以來就被視為滋補的營養保健品。在中國很早以前的記載中就有「鱉可補癆傷，壯陽氣，大補陰之不足」，鱉的營養價值受到世人公認，是水產品之珍品，高檔酒宴之佳餚，是深受人們歡迎和喜愛的食品，它不但味道鮮美、高蛋白、低脂肪，而且是含有多種維生素和微量元素的滋補珍品。鱉的滋味鮮美不在肉，而在鱉甲四周的柔軟部分，它下垂似「裙」，故名「裙邊」。其味膠質濃濡，不肥不膩，細嫩鮮香，入口時令人回味無窮。相傳五代時，有一位名為謙光的僧人精於飲食，平時他酒肉不忌，曾說過這樣一句話：「但願鵝生四掌，鱉留兩裙。」可見他對鵝掌和鱉裙的喜愛。

螃蟹　味甘鹹，性寒，有小毒。多食螃蟹，會使人動風，引發霍亂，有風疾的人不可食。孕婦吃螃蟹，會損傷胎兒，使胎兒頭短並且橫。螃蟹不能與橘、棗、荊芥同食。與柿子同食，會形成冷積，導致腹痛，服木香汁可以緩解。沒有經過霜的蟹有毒。腹中有像小木鱉子一樣的白蟲，這樣的螃蟹不可食用。大的螃蟹吃了能引發風疾。一隻螯的蟹、一隻眼睛的蟹、四條腿的蟹、六條腿的蟹、兩隻眼睛相對的蟹、腹下有毛的蟹、殼中有骨的蟹、頭背有黑點的蟹、腿上有斑的蟹、眼睛發紅的蟹，都有毒，不可食用。中毒的人服冬瓜汁、豉汁、紫蘇汁、蒜汁、蘆根汁都可以解毒。糟蟹罐上放半錠皂莢，可使糟蟹長時間保存不會變壞。在罐底放一塊炭，可以讓蟹肉不沙。被燈照過後肉容易發沙。蟹和椒放在一起容易發黏。蟹和皂莢、蒜、鉛粉放在一起可以避免發沙、發黏。蟹和白芷放在一起，則蟹黃不容易鬆散。蟹和蔥、五味子一起煮，顏色不會變。蟹黃能把漆化成水，蟹螯燒成煙，可以吸引老鼠。蟛蜞有毒，多食使人嘔吐、下痢。還有劍蟹等，都有毒，不可食用。雄蟹臍長，雌蟹臍圓，腹中的蟹黃，隨著月亮的盈虧而消長。在流動的水中生長的螃蟹，色黃而味道腥；在死水中生長的螃蟹，色紅而味道香。

蚌肉　味甘鹹，性冷。多食蚌肉，會使人發風動冷氣，馬刀肉有毒。

蜆肉　味甘鹹，性冷，微毒。多食蜆肉，使人咳嗽，發冷氣，傷腎。

蛤蜊　味鹹，性冷。蛤蜊的性質與服丹石人的體質相反，食蛤蜊後，使人腹中結痛。蛤蜊與枇杷核同煮，可以脫疔瘡。

蟶肉　味甘，性溫。天行病後，不可食蟶肉。

蚶肉　味甘，性微溫。多食蚶肉，使人壅氣，與飯同食，使人口不乾。車渠是瓦楞子中體積較大的品種，可以用來當酒杯，倒酒滿過一分，都不會溢出來。

淡菜　味甘，性溫。多食淡菜，使人頭目昏悶。對人體只有一點點好處。久食淡菜，使人脫髮。服丹石的人食淡菜，會令腸結。淡菜燒熟後吃，味苦，不適合吃。淡菜和少量米一起先煮熟後，再去毛，再放入蘿蔔，或紫蘇、或冬瓜同煮，味道更好。

田螺　味甘，性大寒。田螺肉根據月亮盈虧而消長，有冷積的人不要食。小的田螺稱為螺螄，性味與田螺相同。清明以後田螺中會生蟲，不可食用。細長的田螺稱為海螄，味鹹，性寒，肉是綠色的。

鱟魚　味辛鹹，性平，微毒。多食鱟魚使人咳嗽，發瘡癬。鱟魚行走時，雌的常常背著雄的，失去雌的，雄的就停著不動，捉取時必須成雙。鱟魚血是碧色的，尾巴上有像粟米一樣的珠子。燃燒鱟魚脂可以吸引鼠，鱟魚被蚊子叮過後會立即死亡。小的鱟魚稱為鬼鱟，吃了有害於人體。

海蛇　味鹹，性溫，就是海蜇。海蜇沒有嘴巴、眼睛、肚子、翅膀，就是一大塊。行走時把蝦作為眼睛，離開了蝦就只能停著不動。用鍛石灰、礬水浸泡海蜇，顏色會變白。

蝦肉　味甘鹹，性溫，有小毒。多食蝦使人動風、上火，引發瘡疾。有病的人以及患有冷積的人不要食蝦。小兒食蝦，會導致雙腳無力。雞和狗吃了蝦，也會使腳屈曲、軟弱無力。生活在水田、溝渠中的蝦有毒，千萬不要與熱飯一起盛在密閉的容器內，把蝦做成鮓，食用後，會使人中毒而死。沒鬚的蝦、腹下顏色通黑的蝦，以及煮熟後顏色變白的蝦，都有毒，不可食用。蝦不要與鹿獐肉、豬肉、雞肉同食。孕婦食蝦會導致難產。

海蝦　味甘鹹，性平，有小毒。海蝦與豬肉同食，會導致唾液分泌過多。福建有五色蝦，長一尺多，曬乾後為對蝦，功用與海蝦相同。

蛙　味甘，性寒，就是田雞。熱食蛙骨，會使人小便淋漓。孕婦食蛙，會導致小孩聲音嘶啞，壽命不長。多食小蛙，令人尿閉，臍下酸痛，甚至可以致死。搗爛車前草，取汁，飲用後可以緩解。在正月裡生長的稱為黃蛤，不可食用。漁人多用蟾蜍去皮後冒充蛙，蟾蜍有毒，不要食用。

海參　味甘鹹，性寒滑。患泄瀉、下痢的人不要食用。

燕窩　味甘，性平。發黃、發黑、霉爛的燕窩有毒，不要食用。

牡蠣肉　味甘，性溫。俗稱為鮑魚。海牡蠣可食用，男子食後就會不長鬍鬚。

鼉肉　味甘，性溫，有小毒。食鼉肉，使人發冷氣、痼疾。這種動物有靈性，不可食用。鼉涎毒性最強。鼉身上具有十二生肖各種動物的肉，只有蛇肉在尾巴上，這個部位毒性最強。

鯪鯉肉　味甘澀，性溫，有毒。就是穿山甲。食鯪鯉肉，最容易使人動風。有風疾的人剛吃下去幾塊肉，風疾發作，四肢立刻殘廢。

蚺蛇肉　味甘，性溫，有小毒。四月間不要食用。蚺蛇肉和醋一起燒，能使人筋蜷縮，只有用芒草作筷子才能免於受害。

螃蟹　味甘鹹，性寒，有小毒。多食，動風發霍亂，風疾人不可食。妊婦食之，損胎，令子頭短及橫生。不可同橘、棗、荊芥食，同柿食，令成冷積腹痛，服木香汁可解。未經霜蟹有毒。腹中有蟲如小木鱉子而白者，不可食。大能發風。有獨螯、獨目、四足、六足、兩目相向、腹下有毛、殼中有骨、頭背有黑點、足斑、目赤者，並有毒，不可食。中其毒者，服冬瓜汁、豉汁、紫蘇汁、蒜汁、蘆根汁皆可解之。糟蟹罐上放皂莢半錠，可久留不壞。罐底入炭一塊，不沙[一]。見燈易沙。得椒易膧[二]，得皂莢或蒜及韶粉可免沙。得白芷則黃不散。得蔥及五味子同煮，則色不變。其黃能化漆爲水，其螯燒煙，可集鼠[三]。蟛蜞有毒[四]，食多，發吐痢。又有劍蟹之類，並有毒，不可食。

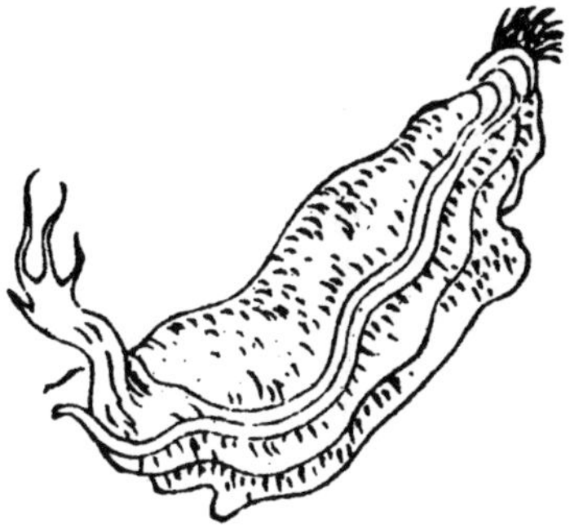

牡蠣

雄者臍長，雌者臍圓，腹中之黄，隨月盈虧。流水生者，色黄而腥，止水生者，色紺而馨。

蚌肉　味甘鹹，性冷。多食，發風動冷氣，馬刀肉有毒[五]。

蜆肉　味甘鹹，性冷，微毒。多食，發嗽及冷氣，消腎。

蛤蜊　味鹹，性冷。與丹石人相反[六]，食之，令腹結痛。以枇杷核同煮，脫丁[七]。

蟶肉　味甘，性溫。天行病後，不可食之。

蚶肉　味甘，性微溫。多食，令人壅氣，同飯食不口乾。車渠[八]，蓋瓦壟之大者[九]，作杯，注酒滿過一分，不溢。

淡菜　味甘，性溫。多食，令頭目昏悶。得微利可已。久食，脫人髮。服丹石人食之，令腸結。燒食，即苦，不宜人。以少米先煮熟後，去毛，再入蘿蔔，或紫蘇、或冬瓜同煮，尤佳。

田螺　味甘，性大寒。其肉視月盈虧，有冷積人勿食。小者名螺螄，性味相同。清明後其中有蟲，不可食用也。細長者名海螄，味鹹，性寒，肉綠色。

鱟魚[十]　味辛鹹，性平，微毒。多食，令咳嗽，發瘡癬。其行，雌常負雄，失雌，雄即不動，取必雙得。其血碧色，尾有珠如粟。燒脂可以集鼠，蚊螫即死。小者名曰鬼鱟，食之害人。

海蛇　味鹹，性溫，即海蜇。無口、眼、腹、翅，塊然一物。以蝦爲目，蝦去則住。浸以鍛石灰、礬水，則色白。

蝦肉　味甘鹹，性溫，有小毒。多食，動風助火，發瘡疾。有病人及患冷積者勿食。小兒食之，令腳弱。雞犬食之，亦令腳屈弱。生水田溝渠中者有毒，切勿以熱飯盛密器內，作鮓食，毒人至死。蝦無鬚者、腹下通黑及煮熟色變白者，並有毒，不可食。勿與鹿獐肉、豬肉、雞肉同食。

妊婦食之，令子難產。

海蝦 味甘鹹，性平，有小毒。同豬肉食，令人多唾。閩中有五色蝦，長尺餘，曝乾為對蝦，功用相同。

蛙 味甘，性寒，即田雞。其骨熱食之，令小便淋。妊婦食之，令子瘖啞壽夭。小蛙食多，令人尿閉，臍下酸痛，有至死者，擂車前水，飲可解。正月出者名黃蛤，不可食。漁人多以蟾蜍去皮僞充，有毒勿食。

海參 味甘鹹，性寒滑。患泄瀉痢下者勿食。

燕窩 味甘，性平。黃黑霉爛者有毒，勿食。

牡蠣肉 味甘，性溫。俗呼鮑魚。海牡蠣可用，丈夫服之，令人無髭[十一]。

鼉肉 味甘，性溫，有小毒。食之，發冷氣痼疾。此物有靈，不可食之。其涎最毒，身具十二生肖肉，唯蛇肉在尾，最毒。

鯪鯉肉 味甘澀，性溫，有毒。即穿山甲。其肉最動風，風疾人才食數臠，其疾一發，四肢頓廢。

蚺蛇肉[十二] 味甘，性溫，有小毒。四月勿食。其膽著醋，能卷人筋[十三]，唯以芒草作箸乃可。

一 沙：指某些食物因過度熟爛而變得鬆散。

二 䐈（zhī）：發黏。《玉篇・肉部》：「䐈，黏也。」

三 集鼠：使老鼠聚集。這裡是指引來老鼠的意思。

四 蟚蜞（péng qí）：一種小蟹名。

五 馬刀肉：為竹蟶科動物長竹蟶的肉。

〔六〕丹石人：疑前脫「服」字，即「服丹石人」。

〔七〕丁：通「疔」，中醫指發病迅速而有全身症狀的小瘡，形狀像釘。

〔八〕車渠：蚶的一種。

〔九〕瓦壟：即瓦楞子。蚶的貝殼狀如瓦楞，故名。

〔十〕鱟（hòu）魚：又名東方鱟、中國鱟。屬節肢動物，腹部甲殼呈六角形，生活在淺海中。

〔十一〕髭：嘴上邊的鬍鬚。

〔十二〕蚺（rán）蛇：即蟒蛇。

〔十三〕卷：通「踡」。卷人筋，即使人筋蜷縮。

〔點評〕

海參是生活在海邊至海底八千米深的海洋軟體動物，以海底藻類和浮游生物為食，廣布於世界各海洋中。海參同人參、燕窩、魚翅等齊名，是世界八大珍品之一。海參不僅是珍貴的食品，也是名貴的藥材。據《本草綱目拾遺》中記載：「海參，味甘鹹，補腎經，益精髓，消痰涎，攝小便，壯陽療痿，殺瘡蟲。」現代研究表明，海參具有提高記憶力、延緩衰老，防止動脈硬化、糖尿病以及抗腫瘤等作用。燕窩也是滋補佳品，中醫認為燕窩能養陰潤燥、補中益氣。現代醫學研究發現，燕窩主要成分有：水溶性蛋白質、碳水化合物、微量元素（鈣、磷、鐵、鈉、鉀）以及多種氨基酸（賴氨酸、胱氨酸和精氨酸）。書中指出，燕窩如果「發黃、發黑、霉爛的燕窩有毒，不要食用」。燕窩是名貴的食品，其存放也值得注意，可放進冰箱之保鮮格，或於購買當日用風扇和抽風機吹乾（但切勿直接於陽光下曬乾，會影響燕窩品質），再放入保鮮盒內，便可長時間保存。若因處理失當而發現燕窩有輕微發霉，可用牙刷加少許水擦淨，將之風乾即可。若燕窩已發霉到黑色，則不能再食用，因為燕窩已經被細菌侵蝕，營養成分也已喪失。

各種有毒的魚　魚眼上有睫毛的魚、魚眼能開合的魚、兩隻眼睛不同的魚，逆腮的魚、全腮的魚、沒有腮的魚、白色魚鰭的魚、腦白像連珠的魚，腹下有丹字形紋路的魚、形狀異常的魚，都有毒，人食後能致死。凡是一切沒有鱗的魚都有毒，應該少食。孕婦吃了會導致難產，而且使小孩體弱多病。

紫荊花放入魚羹中，人食後能致死。

解各種魚毒的方法：飲黑豆汁、馬鞭草汁、橘皮、大黃、蘆根汁、朴硝湯等，都能解毒。凡是中鰍、鱔、蝦、鱉、蛤蟆毒，都會使人臍下作痛，小便不通，用一合豆豉，煎濃汁頻頻服下，可以緩解。

收藏銀魚、鯗魚的方法是把它們和乾豬草放在一起，這樣不會改變顏色和味道。收藏白鯗的方法是，將它和乾稻柴包在一起。凡是洗鯗魚，滴入生油數滴，則沒有黏液，煮的時候加入少許沒藥，味道就不會太腥。

諸魚有毒　魚目有睫、目能開合、二目不同，逆腮、全腮、無腮、白鬐、腦白連珠，腹下丹字形、形狀異常者，並有毒，食之殺人。凡一切無鱗魚皆有毒，宜少食之。妊婦食之，並難產育，令子多疾也。

紫荊花入魚羹中，食之殺人。

解諸魚毒：黑豆汁、馬鞭草汁、橘皮、大黃、蘆根汁、朴硝湯飲之皆可解。凡中鰍、鱔、蝦、鱉、蝦蟆毒，令臍下痛，小便秘，用豆豉一合，煎濃汁頻飲之可解。

收藏銀魚、鯗魚，以乾豬草一處，不變色味。藏白鯗，以乾稻柴同包。凡洗鯗魚，滴生油數點，則無涎，煑時下沒藥少許，則不腥。

【點評】

書中載：「凡一切無鱗魚皆有毒，宜少食之。」無鱗魚，顧名思義，就是天生沒有魚鱗的魚，如鰻鱺魚、鯊魚、鱔魚、泥鰍等。中醫歷來認為此類食物為發物，容易引起舊病復發。從臨床上觀察，確實也可見到病人食用上述食物後病情加重或復發的。現代醫學認為無鱗魚含有較高的膽固醇，所以老年人以及高血脂者應該儘量少吃。

卷七

禽類

鵝肉　味甘，性寒。蒼鵝，性冷，有毒。嫩鵝也有毒。多食鵝肉，使人得霍亂，引發痼疾、瘡疥。患腫毒的人不要食鵝肉。被火熏烤過的鵝肉毒性更強。虛火咳嗽的人不要食鵝肉。鵝血味鹹，微毒。鵝卵味甘，性溫。多食鵝卵，使人發痼疾。煮鵝的時候，放入櫻桃葉數片，能讓鵝肉更容易煮爛。

鴨肉　味甘，性寒。黑鴨有毒，人食後會導致中臟滑泄，發生冷痢。患腳氣的人忌食鴨肉。新鴨有毒，因為其喜歡吃蚯蚓等蟲子的緣故。眼睛白色的鴨子，吃了會使人中毒致死。患有腸風下血的人不能食鴨。鴨血，味鹹，性冷，能解藥物的毒性。鴨蛋味甘鹹，性微寒。多食鴨蛋，會使人發冷氣、氣短、背悶。孕婦多食鴨，會使所生的小孩失音，而且生蟲。小兒多食鴨，會導致雙腳無力。患有瘡毒的人食鴨，會導致惡肉突出。鴨子不能與鱉肉、李子同食，否則會損害人體。鴨肉與桑椹同食，會導致孕婦生產不順。過食鴨肉所傷，會使人得瘕病，可以用糯米泔水溫服一至二小杯，漸漸會消去。

雞肉　味甘酸，性微溫。食雞肉容易使人發風，上肝火。雞肉與葫、蒜、芥、李及兔、犬肝、犬腎同食，都會使人瀉痢。雞肉與魚汁同食，會使人得心瘕。與鯉魚、鯽魚、蝦子同食，會使人成癰癤。與獺肉同食，會使人得遁屍病。與生蔥同食，會導致蟲痔。與糯米同食，生蛔蟲。小兒多食雞肉，會導致腹內生蟲，五歲以下小兒忌食。四月不要吃孵蛋雞的雞肉，否則會使人得癰瘡，形成瘺管。男子或女子身體虛弱疲乏，有風病的人，均不能吃雞肉，否則均可能立刻發病。不要與野雞、鱉肉同食。患有骨蒸潮熱的人，不要食黃色母雞。有五種顏色的雞、黑體白頭的雞、六指的雞、四距的雞、死後腳伸不直的雞、被閹割後還能叫的雞，都有毒，食後會損害人體。老雞頭有毒，不要食用。雞肝味甘苦，性溫，微毒。《內則》云：食雞去掉肝，肝不利於人體。雞蛋味甘，性平，微寒。多食雞蛋，會讓人腹中有聲，動風氣。雞蛋與蔥、蒜同食，使人氣短。與韭同食，會導致風痛。與鱉肉同食，會損傷人體。與獺肉同食，使人得遁屍病。與兔肉同食，使人患腹瀉、下痢。孕婦多食雞蛋，會使所生的孩子失音；雞蛋和鯉魚同食，使小孩患瘡瘍；雞蛋與糯米同食，使小孩生寸白蟲；與魚鱠、乾薑同食，使小孩生疳疾，發瘡疥。患痘疹的小兒，不僅要忌食雞蛋，而且要禁止聞到煎雞蛋的氣味。這是怕小孩眼睛生翳膜。醋能解雞蛋的毒，食雞蛋導致傷食的人，可以用紫蘇子來消化。

鵝肉　味甘，性寒。蒼鵝，性冷，有毒。嫩鵝有毒。多食，令人霍亂，發痼疾，生瘡疥。患腫毒者勿食。火熏者尤毒，虛火咳嗽者勿食。鵝血，味鹹，微毒。鵝卵，味甘，性溫，多食鵝卵，發痼疾。煮鵝，下櫻桃葉數片，易軟。

鴨肉　味甘，性寒。黑鴨有毒，滑中發冷利，患腳氣人忌食之。新鴨有毒，以其多食蚯蚓等蟲也。目白者殺人。腸風下血人不可食鴨。鴨血，味鹹，性冷，解諸藥毒。鴨卵，味甘鹹，性微寒。多食，發冷氣，令人氣短背悶。妊婦多食，令子失音，且生蟲。小兒多食，令腳軟。患瘡毒人食之，令惡肉突出。不可合鱉肉、李子食，害人。合桑椹食，令妊婦生子不順。過食鴨肉所傷，成瘕者，以糯米泔溫服一二盞，漸消。

雞肉　味甘酸，性微溫。善發風助肝火。同葫、蒜、芥、李及兔、犬肝、犬腎食，並令人瀉痢。同魚汁食，成心瘕。同鯉魚、鯽魚、蝦子食成癰癤[一]。同獺肉食，成遁屍病[二]。同生葱食，成蟲痔[三]。同糯米食，生蛔蟲。小兒食多，腹內生蟲，五歲以下忌食。四月勿食抱雞肉[四]，令人作癰成漏。男女虛乏有風病患食之，無不立發。勿同野雞、鱉肉食。黃雌雞，患骨蒸熱者勿食。雞有五色者、元雞白首者、六指者、四距者、雞死足不伸者、閹雞能啼者[五]，並有毒，食之害人。老雞頭有毒，勿食。雞肝，味甘苦，性溫，微毒。《內則》云：食雞去肝，爲不利人。雞卵，味甘，性平，微寒。多食，令腹中有聲，動風氣。同葱、蒜食，令氣短。同韭食，成風痛。同鱉肉食，損人。同獺肉食，成遁屍病。同兔肉食，成瀉痢。妊婦多食，令子失音。以雞子、鯉魚同食，令兒生瘡。同糯米食，令兒生寸白蟲。同魚鱠、同乾薑食，令子生痱，發瘡疥。小兒患痘疹者，不唯忌食，禁嗅其煎食之氣。恐生翳膜也。醋能解蛋毒，過食蛋傷，紫蘇子能消。

一　癰：原作「癱」，今改。

二　遁屍：病名。《本草綱目》第十八卷：「五種屍注……遁屍者，附肉入骨，攻鑿血脈，每發不可見死屍，聞哀哭便作也。」

三　蟲痔：病名，肛門痔兼有蟯蟲感染者。《千金要方》卷十八第七：「蟯蟲居胴腸之間，多則為痔。」

四 抱雞：孵卵的母雞。

五 元：「玄」的避諱字，黑色。距：是指雞、野雞等禽類的爪後面突出像腳趾的部分。

〔點評〕

書中指出：「老雞頭有毒，勿食。」民諺也說：「十年雞頭勝砒霜。」為何雞越老，雞頭毒性就越大呢？原因是雞在啄食中會吃進有害的重金屬物質，這些重金屬主要儲存於腦組織中，雞齡越大，儲存量就越多，毒性就越強。人食用雞頭過多或長期食用，就可能引起蓄積中毒。同樣道理，鴨頭、鵝頭等也不宜多吃、常吃。

野鴨　味甘，性涼。野鴨不可與胡桃、木耳、豆豉同食。

野雞　味酸甘，性微寒，春、夏兩季有小毒。患有痢疾的人不能食。久食野雞，使人消瘦，使人患五種痔瘡、各種疥瘡。野雞與蕎麥麵同食，使人生蛔蟲。與菌蕈、木耳同食，使人發五種痔瘡，導致痔瘡立刻出血。與胡桃同食，使人發頭風、眩暈、心痛，對人體損傷多益處少，不可經常食用。野雞蛋與蔥同食，使人生寸白蟲。與家雞同食，使人得遁屍病。死後爪甲不能伸直的野雞，人食後能致死。野雞不可與鹿肉、豬肝、鯽魚、鯰魚、回魚同食。

鵪鴿肉　味甘鹹，性平。多食鵪鴿肉，會降低一切藥的藥力，鵪鴿血能解百藥毒、蠱毒。鵪鴿不可與獐肉同食。

雀肉　味甘，性溫。不要與豬肝和李子同食。孕婦食雀肉再飲酒，會使所生子女放縱性慾。多食雀腦會擾動胎氣，使所生小孩得夜盲症。雀肉與豆醬同食，使小孩面色枯焦黝黑。服朮的人忌食雀肉。

鶉肉　味甘，性平。鶉肉不可與豬肝同食，否則會生黑痣。與木耳、菌子同食，會使人得痔瘡。鶉毛有斑點的善於搏鬥。鶉起初由蛤蟆、黃魚化生而來，最終卵生，四季通常都有。鷃肉與鶉性味相同，形狀也相似，但是鷃毛色黑而沒有斑點，夏天有冬天無。現在統稱為鷃鶉。

鷓鴣肉　味甘，性溫。鷓鴣不可與竹筍同食，否則使人小腹脹。有人說：這種鳥是天地間之神鳥，每月取一隻來祭獻天帝。所以自然死亡的鷓鴣，不可食。這種鳥飛的時候一定向南方展翅高飛。

雁肉　味甘，性平。七月不要食雁肉，會損傷人的精神。道家稱之為天厭，不食為妙。久食雁肉，會使人動氣。《禮記》云：食雁要去掉腎，雁腎對人體不利。

鵽鳩肉　味甘，性熱。就是突厥雀。形狀像雌野雞，腳像老鼠的腳，沒有後趾，尾巴有分叉，憨直，急躁，喜歡群飛，雌的在前，雄的在後。

鸐雉肉　味甘，性平，有小毒。多食雉肉，會使人消瘦，發五種痔瘡。與蕎麥麵同食，會使人生蛔蟲。與豆豉同食，會損害人體。雉卵與蔥同食，會使人生寸白蟲。又稱為山雞。山雞有四種：像雉但尾長三四尺的是鸐雉；像鸐但尾長五六尺的，能行走和鳴叫的是鷮雉，民間通稱為鸐；像鸐但形體小，頭上有彩色羽毛的是鵔鸃；像雉但腹部是彩色的是錦雞，民間通稱為錦雞。又有一種吐綬雞，每年春夏季節天氣晴朗的時候，慢慢地舒展脖子下面的錦綬，文理色彩絢爛，收起來後就看不見了，飼養吐綬雞可以避免火災，食用則有毒。

鶡雞肉　味甘，性平。疾病初癒的人不要食鶡雞。鶡性氣兇猛，好鬥，抱有必死的決心。

白鷳肉　味甘，性平。患有瘡癤的人不要食白鷳。黑鷳與白鷳氣味相同。

竹雞肉　味甘，性平。俗稱「泥滑滑」。諺語說：家有竹雞啼，白蟻化為泥。還可以除壁虱。

英雞肉　味甘，性溫。英雞經常食石英，到了秋天就會消失。

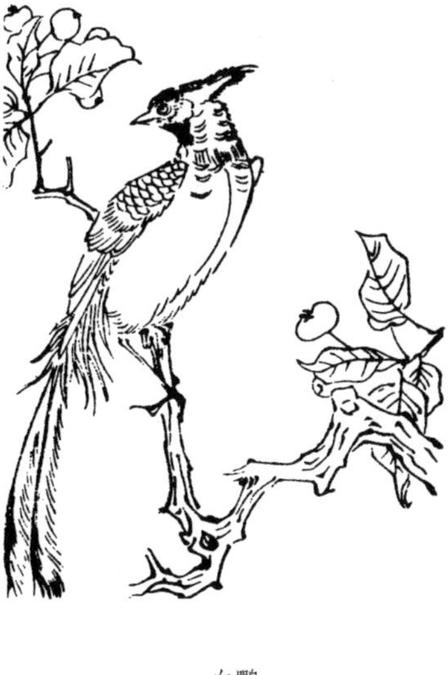

白鷳

野鴨　味甘，性涼。不可同胡桃、木耳、豆豉食。

野雞　味酸甘，性微寒，春夏有小毒。患痢人不可食。久食，令人瘦，發五痔諸瘡疥。同蕎麥麵食，生肥蟲[一]。同菌蕈、木耳食，發五痔[二]，立下血。同胡桃食，發頭風眩運及心痛[三]，損多益少，不可常食。卵同葱食，生寸白蟲。同家雞食，成遁尸病。自死爪甲不伸者，食之殺人。不可與鹿肉、豬肝、鯽魚、鯰魚、回魚同食。

鵓鴿肉　味甘鹹，性平。食多，減一切藥力，其血解百藥、蠱毒。不可與獐肉同食。

雀肉　味甘，性溫。勿同豬肝及李食。妊婦食雀肉飲酒，令子多淫。多食雀腦，動胎氣，令子雀目。同豆醬食，令子面皯[四]。服朮人忌之。

鶉肉　味甘，性平。不可同豬肝食，令人生黑子。同木耳、菌子食，令人發痔。鶉毛有斑點，善搏鬥。始由蝦蟆、黃魚所化，終以卵生，四時常有。鴽肉與鶉性味相同，形亦相似，但色黑無斑，夏有冬無。今通呼爲鵪鶉也。

鷓鴣肉　味甘，性溫。不可與竹筍同食，令人小腹脹。或言：此鳥天地之神，每月取一隻饗至尊。所以自死者，不可食。其鳥飛必南翅。

雁肉　味甘，性平。七月勿食，傷人神。道家謂之天厭，不食爲妙。久食動氣。《禮記》云：食雁去腎，不利人也。

鵽鳩肉[五]　味甘，性熱。即突厥雀。形似雌雉，鼠腳，無後趾，岐尾，憨急群飛，雌前雄後。

鸐雉肉[六]　味甘，性平，有小毒。多食，令人瘦，發五痔。同蕎麥麵食，生肥蟲。同豆豉食，害人。卵同葱食，生寸白蟲。一名山雞。山雞有四種：似雉而尾長三四尺者，爲雉。似而尾長五六尺，能走且鳴者，爲鸐雉[七]，俗通呼鸐矣。似鸐而小，首有采毛[八]，爲鵕鸃[九]。似雉而腹有采色，爲錦雞，俗通呼爲錦雞矣。又有吐綬雞，每春夏晴明，徐舒頷下錦綬，文采煥爛，斂即不見，養之並辟火災[十]，食之有毒。

鶡雞肉[十一] 味甘，性平。初病後勿食。鶡氣猛，鬥，期必死。

白鷴肉[十二] 味甘，性平。患瘡癧者勿食。黑鷴氣味相同。

竹雞肉 味甘，性平。即泥滑滑。諺云：家有竹雞啼，白蟻化爲泥。亦辟壁虱。

英雞肉 味甘，性溫。常食石英，秋月即無。

一 肥蟲：疑即蛔蟲。
二 五痔：病症名，出自《千金要方》卷二十三第三。即牡痔、牝痔、脈痔、腸痔、血痔的合稱。
三 運：通「暈」。
四 皯（gǎn）：面色枯焦黝黑。
五 鵽（duò）鳩：又名寇雉、突厥雀、毛腿沙雞。
六 鸐（dí）雉：又名山雞。
七 鷮（jiāo）雉：野雞的一種，尾長，走且鳴，性勇健。
八 采：通「彩」，彩色。
九 鵕鸃（jùn yí）：鷩雉，即錦雞。羽毛美麗，可以為飾。
十 辟：通「避」。
十一 鶡（hé）：《廣韻・曷韻》：「鶡，鳥似雞也，鬥必至死。」
十二 鷴（xián）：鴟鷹。《說文・鳥部》：「鷴，鴟也。」

［點評］

鶉類中最有名的是鵪鶉，俗話說：「要吃飛禽，鴿子鵪鶉。」鵪鶉蛋是公認的美食，也是一種很好的滋補品，故有「卵中佳品」之稱。鵪鶉蛋比雞蛋貴很多，其營養價值差別在於：雞蛋裡維生素A的含量高；鵪鶉蛋中的B族維生素含量多於雞蛋，特別是維生素B2的含量是雞蛋的兩倍，它是生化活動的輔助酶，可以促進生長發育；鵪鶉蛋中的膽固醇含量高於雞蛋；鵪鶉蛋中的磷脂含量高於雞蛋。

黃褐侯肉　味甘，性平。就是青隹。多食黃褐侯，會使人發喉痹，用生薑可以消解。

桑鳸肉　味甘，性溫。就是蠟嘴。疾病初癒後不要食用。

鸜鴿肉　味甘，性平，就是八哥。天氣寒冷將要下雪的時候，鸜鴿就群飛互相轉告。鸜鴿不越過濟水，這是因為地氣不同所導致。

烏鴉肉　味酸澀，性平。烏鴉肉羶臭，不可食用。烏鴉肉和卵食後，會使人神志不清。

喜鵲肉　味甘，性寒。婦人不可食喜鵲肉。

燕肉　味酸，性平，有毒。燕肉不可食，否則損傷人的元氣和精神。不應該捕殺燕子。嗜好吃燕的人落入水中，會被蛟龍所吞食。燕做的窩，若長度能容納兩匹絹，則會使這家人擁有財富。燕子的窩穴朝向北方。尾巴彎曲呈白色的燕子，年齡已達數百歲，道經稱為肉芝。

刺毛鶯肉　味甘，性平。患瘡疥的人，要少食刺毛鶯肉。

孔雀肉　味鹹，性涼，微毒。吃了孔雀肉的人，以後服藥都不會有效，因為孔雀肉能解藥性。孔雀尾有毒，不能碰到眼睛，否則使人眼花生翳。

鶚　就是魚鷹。能吃蛇。鶚肉腥臭污穢，不可食。

鵁腦　有毒。鵁腦與酒同食，使人長時間醉酒，健忘。

鶴肉　有毒，人喝了鶴頂上的血，立刻死亡。鶴性喜食蛇，蛇聽到鶴聲就會遠遠地離開，人們畜養鶴可以防蛇。

鸛肉　有毒，不可食。鸛骨掉到洗澡水中，用水洗頭，會使人頭髮掉光，不會再長出頭髮。還能殺死樹木。鸛生三子，其中有一個是鶴。巽發展到極端會轉化成震，這是陰陽轉化的緣故。

鴛鴦肉　味鹹，性平，有小毒。多食鴛鴦肉，會使人得痲風病。

鸕鷀肉　味酸鹹，性冷，微毒。就是水老鴉。凡是魚骨鯁喉的人，不停地默念「鸕鷀」，魚骨就能咽下去。孕婦食鸕鷀，分娩時會倒產。

貓頭鷹　夜晚不能煮烤貓頭鷹，否則會引來鬼魅。

有毒的鳥　凡是自然死亡後眼睛閉著的鳥、自然死亡後腳不能伸直的鳥，身白頭黑的鳥、身黑頭白的鳥、三隻腳的鳥、六根趾的鳥、異常形態和顏色的鳥、四個翅膀的鳥、肝是青色的鳥、生八字形蛋的野禽，都有毒，食用後會害人性命。

黃褐侯肉　味甘，性平。即青隹。多食，發喉痹，用生薑可解。

桑扈肉[一]　味甘，性溫。即蠟嘴。初病後勿食[二]。

鸜鵒肉[三]　味甘，性平。即八哥。天寒欲雪，即群飛如告。鸜鵒不逾濟[四]，地氣使然也。

烏鴉肉　味酸澀，性平。羶臭不可食。肉及卵食之，令人昏忘。

喜鵲肉　味甘，性寒。婦人不可食。

燕肉　味酸，性平，有毒。不可食，損人神氣。不宜殺之。嗜燕人入水，爲蛟龍所吞。燕作窩，長能容二匹絹者，令人家富也。窩穴北向。尾屈色白者，是數百歲燕，仙經謂之肉芝[五]。

刺毛鶯肉　味甘，性平。有瘡疥者，少食。

孔雀肉　味鹹，性涼，微毒。食其肉者，自後服藥必不效，爲其解毒也。尾有毒，不可入目，令人昏翳。

鶚　即魚鷹。能啖蛇。其肉腥惡，不可食。

鴟腦　有毒。同酒食，令人久醉，健忘。

鸛肉　有毒，頂血飲之，立死。性喜食蛇，蛇聞聲而遠去，人家畜之，以辟蛇。

鸛肉　有毒，不可食。其骨入沐湯，浴頭，令髮盡脫，更不生也。又能殺樹木。鸛生三子，一爲鶴，巽極成震[六]，陰變陽也。

鴛鴦肉　味鹹，性平，有小毒。多食，令人患大風病。

鸕鷀肉　味酸鹹，性冷，微毒。即水老鴉。凡魚骨梗者，密念鸕鷀不已，即下。妊婦食之，令逆生[七]。

貓頭鷹　夜勿煮炙，能引鬼魅。

諸鳥有毒　凡鳥自死自閉、自死足不伸[八]，白鳥玄首、玄鳥白首、三足、六指、異形異色、四翼、肝色青者、野禽生卵有八字形者[九]，並有毒，食之殺人。

[一] 扈（hù）：農桑候鳥的通稱。

[二] 勿食：原作「食勿」，文義不屬，據文義乙轉。

[三] 鸜鵒（qú yù）：俗稱八哥。

[四] 濟：疑指濟水，古時濟與江、淮、河並稱四瀆。濟水源出於河南濟源王屋山，東流至山東入海。

[五] 仙經：指道經。肉芝：道家稱千歲蟾蜍、蝙蝠、靈龜、燕之類為肉芝，食之可長壽。

[六] 巽、震：為《易》六十四卦中的二卦名。《易·說卦》：「震一索而得男，故謂之長男。巽一索

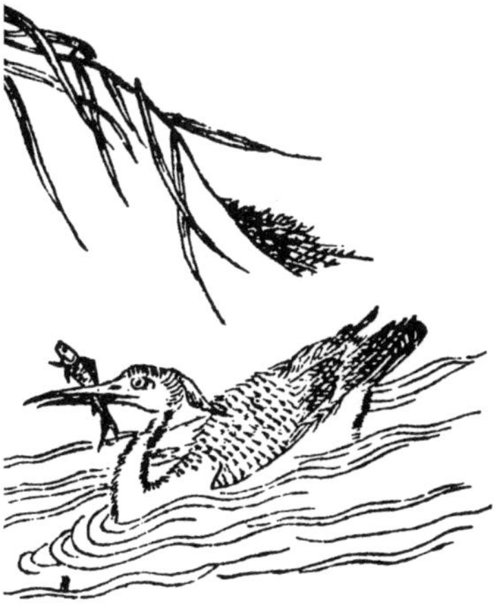

鸕鷀

而得女，故謂之長女。」後因以「震巽」指代男女。

〔七〕逆生：倒產、難產。

〔八〕自：第二個「自」字疑為「目」字。

〔九〕元：黑色。清朝避康熙（玄燁）皇帝的諱。改「玄」為「元」。

〔點評〕

自古以來，丹頂鶴頭上的「丹頂」常常被認為是一種劇毒物質，稱為「鶴頂紅」，小說中常謂其入口即死，無藥可救。本書也指出：「鶴肉有毒，頂血飲之，立死。」丹頂鶴的幼鳥並沒有「丹頂」，只有長到性成熟後，「丹頂」才會出現，是由垂體前葉分泌的促性腺素作用於生殖腺，促其分泌性激素作用的結果。其實古人所謂的「鶴頂紅」不過是對砒霜的隱晦説法而已，即不純的三氧化二砷，呈紅色，又叫「紅礬」、「紅信石」，有劇毒。古人之所以認為鶴肉有毒，又把「鶴頂紅」作為砒霜的委婉説法，是因為鶴在中國文化中有崇高的地位，特別是丹頂鶴，常與神仙聯繫起來，稱為「仙鶴」。古人認為「煮鶴」就是暴殄天物的行為。

卷八

豬肉　味苦，性微寒，有小毒。公豬稱為豭，母豬稱為彘，豬仔稱為豚，公豬閹割後稱為豶。生長在江南的豬，稱為江豬，只有公豬的肉無毒。多食豬肉，使人血脈不通，筋骨無力，肌肉虛弱。患有疫病、金瘡的人，尤其應忌食豬肉。久食豬肉，會使人陰精受傷，減少生育，引發宿疾。久食豚肉，使人遍體筋肉碎痛，乏力少氣。多食江豬，使人身體沉重，作成肉脯，稍微有點腥氣。久食會緩解藥力，使人動氣引發疾病。有傷寒、瘧疾、痢疾、痰瘤、痔漏等疾病的人，食豬肉後，疾病一定會再次發作，難以痊癒。豬肉與梅子、烏梅、桔梗、黃連性相反，吃了以後會使人腹瀉、下痢。服胡黃連的人食豬肉，會使人漏精。服甘草的人忌食豬肉。豬肉和牛肉同食，會使人生寸白蟲。與兔肉同食，會損害人體。豬肉與羊肝、雞蛋、鯽魚、黃豆等同食，令人滯氣。與葵菜同食，令人少氣。與蕎麥麵同食，會使人患熱風，鬍鬚、眉毛、頭髮脫落。與生薑同食，使人生面斑、發風。與胡荽同食，會使人肚臍潰爛。與蒼耳同食，使人動風氣。與白花菜、吳茱萸同食，使人發痔痛。與龜肉、鱉肉、麋肉、鹿肉、驢肉、馬肉、蝦子同食，會傷害人體。多食豬肉，使人迅速發胖，大概是虛風所致。豬頭肉有毒，多食，使人動風發疾。豬肉的毒在頭部，所以生病的人要忌食。豬後頸部的肉俗稱槽頭肉，這種肉又肥又脆，人食後會動風。臘月裡熬的豬油，不沾水的話，放置多年都不會壞。豬油反烏梅、梅子，忌乾漆。豬腦，味甘，性寒，有毒。《禮記》云：食豚去掉腦。食豬腦能影響男子性功能，行房時不能成功，飲酒之後尤其不可食。今人食豬腦時加鹽和酒，這好比引賊入室。豬血，味鹹，性平，服地黃、補骨脂、何首烏等補藥的人，忌食豬血，否則能損傷人的陽氣。豬血與黃豆同食，使人氣滯。豬心，味甘鹹，性平，多食會耗傷心氣，不可與吳茱萸同食。豬肝，味苦，性溫，豬臨殺的時候，驚懼絕望，驚懼之氣入心，絕望之氣歸肝，所以心、肝都不可多食。服藥的人不要食豬肝。豬肝不可與野雞肉、雀肉、魚鱠同食，否則使人生癰疽。豬肝與鯉魚、鯽魚同食，會損傷人的精神。與鵪鶉同食，使人面色呈淺黃黑色。豬肺，味甘，性微寒。豬肺與白花菜同食，使人氣滯，引發霍亂。八月份豬肺和飴糖同食，到了冬天會使人發癰疽。豬腎，味鹹，性冷，就是豬腰子。久食豬腎，會使人傷腎，生育能力降低。虛寒的人，更要忌食豬腎。冬天食豬腎，損傷人的真氣，使人發虛壅。胒脂，微毒，男子多食會損傷陽氣。豬鼻唇，多食，使人動風氣。凡是花豬、病豬、白蹄豬、自死豬、煮汁發黃的是黃鑣豬、肉中有米星，都不可食。燒肉忌用桑柴。凡是煮肉與皂莢子、桑白皮、高良薑、黃蠟同煮，就不會引發風氣。用舊籬笩來燒肉，容易熟。煮肉時，把鍋封閉嚴實，加入楮實子二三十粒，這樣肉容易爛而且味道更香。夏天用醋煮肉，可以保留數天不壞。煮臘肉快要熟的時候，把燒紅的炭放到鍋裡，則肉就沒有油薟氣。洗豬肚用麵來洗，洗腸子用砂糖，能去除穢氣。人食病豬後中毒，把豬屎燒成末，用水服下一錢多，三次就可以痊癒。食豬肉導致傷食的人，把豬骨燒成末，用水沖服。或者服芫荽汁、生韭汁，或者加入草果可以消食。煮硬肉，加入幾顆山楂，肉就容易煮爛。

羊肉　味甘，性熱。羊肉與半夏、菖蒲性相反。羊肉與蕎麥麵、豆醬同食，使人發痼疾。與醋同食，會傷害人的心臟。與鮓、鱠、酪同食，會傷害人體。熱病、疫證、瘧疾病後食羊肉，會使疾病復發，以致成為危症。孕婦食羊肉，所生的孩子容易得熱病。羊的頭、蹄肉，味甘，性平。患水腫的人食羊肉，治癒率不到百分之一。患有冷病的人不要多食。孕婦食羊目，所生的孩子眼睛會發白。羊血，味鹹，性平。凡久食豬、羊血的人，會使人鼻毛過長，一晝夜長五寸，漸漸長得像繩子一樣，痛不可忍，摘去後又長出來。只有用乳石、硇砂等分做成藥丸，臨睡時服十丸，毛會自行脫落。服丹石的人忌食羊血，即使十年吃一次，也會前功盡棄。服地黃、何首烏等補藥的人忌食羊肉。羊肉能解胡蔓草毒。羊腦，有毒，人食後，會發風病。羊肉與酒同食，會使人心神迷亂，導致風疾。男子食羊肉，會損傷精氣，生育功能下降。人若吃了頭是黑色的白羊羊腦，會導致腸癰。有孔的羊心不要吃，能致死。羊肺，三月至五月其中有蟲，形狀像馬尾，長二三寸，必須去掉。不去除吃了使人下痢。羊肝，味苦，性寒。羊肝與豬肉、梅子、小豆同食，會損傷人心。與生椒同食，會損傷五臟，最容易受到傷害的是小兒。羊肝與苦筍同食，會得青盲症。孕婦食羊肝，會使所生小孩多災多難。羊和米飲湯久食，使人經常吐清水，導致反胃，形成噎病。若用杏仁或瓦片來煮羊肉，肉容易爛。羊肉與胡桃及蘿蔔同煮，不羶臊。與竹鼠同煮，羊肉更加美味。用銅器煮羊肉，人食後，男子會損傷陽氣，女子會暴下。黑頭的白羊、白頭的黑羊、一個角的羊，都有毒，人食後，會得癰疽。食羊肉中毒，飲甘草湯，可以解毒。過多食用羊肉導致傷食的人，多食棗子、草果可以緩解。

黃牛肉　味甘，性溫，微毒。食黃牛肉，可使人發藥毒而生病。牛半夜吽叫，就是患有惡臭的病，這樣的牛臭不可食。牛生病死亡，血脈已經斷絕，骨髓已經枯竭，不可食用。誤食，會使人生疔瘡，突然死亡，也會引發痼疾、痃癖、洞泄、疰病。遭瘟疫突然死亡的牛，不可食。只有一葉肝的牛，有大毒，人食後，會發痢疾出血至死。北方人養的牛較瘦，大多因為有蛇從牛鼻裡灌進去，所以才這樣。水牛就沒有一葉肝的情況。吃蛇的牛，毛髮白而且是向後順著長。人乳可以解毒。自己病死的牛，頭是白色的話，人食後會致死。長有疥瘡的牛，人食後會導致身上發癢。黃牛、水牛與豬肉、黍米酒同食，都能使人生寸白蟲。黃牛肉與韭、薤、生薑同食，會損傷牙齒。黃牛肉不要與栗子同食。頭白身黑的牛有大毒，不要食用。水牛肉，味甘，性平，忌與黃牛同食。寒證患者不要食用。牛蹄中有巨筋，人多食，會長肉刺。牛乳，味甘，性微寒，生飲使人下痢，加熱後飲用使人口乾、氣壅，溫飲比較好。不宜一次全部服用。牛乳與酸性物質相反，一起吃會使人腹中癥結。患冷氣的人不要食用。牛乳與魚同食，會形成積滯。與醋同食，會得瘕病。牛脂，味甘，性溫，微毒，人多食，會引發痼疾、瘡瘍。牛腦，味甘，性溫，微毒。患熱病死的牛，不要吃它的腦，否則會使人生腸癰。牛肝不要與鯰魚同食，會使人患風噎證流青涎。牛腸、牛胃與狗肉、狗血同食，會使人患病。服仙茅的人食牛肉、牛乳，會使人髮鬢斑白。服牛膝的人，也要忌食牛肉、牛乳。煮牛肉時加入杏仁、蘆葉，牛肉會更容易煮爛。煮病牛加入黃豆，豆變黑色的話，人食後會致死。人中了長疔疥的牛的毒，服用澤蘭根，或者甘菊根汁，或者豬牙灰水，或生菖蒲擂酒，或甘草湯，都可以解毒。豬油化成的湯，也可以解毒。過多食用牛肉導致傷食的人，用稻草和草果煎成濃湯，多多服用，可以消食。牛對人類有貢獻，所以仁德、正直的人一定要戒食牛肉。

豬肉　味苦，性微寒，有小毒。牡曰豭[一]，牝曰彘[二]，子曰豚，牡而去勢曰豶[三]。生江南者，謂之江豬，唯豭肉無毒。多食，閉血脈，弱筋骨，虛人肌。疫病者、金瘡者，尤宜忌之。久食，令人少子傷精，發宿疾。豚肉久食，令人遍體筋肉碎痛，乏氣。江豬多食令人體重，作脯，少有腥氣。久食解藥力，動氣發疾。傷寒、瘧痢、痰痼、痔漏諸疾，食之，必再發，難愈。反梅子、烏梅、桔梗、黃連，犯之令人瀉痢。服胡黃連食之，令人漏精。服甘草者忌之。同牛肉食，生寸白蟲。同兔肉食損人。同羊肝、同雞子、同鯽魚及黃豆食，令人滯氣。同葵菜食，令人少氣。同蕎麥麵食，患熱風，脫鬚、眉毛、髮。同生薑食，生面斑發風。同胡荽食，爛人臍。同蒼耳食，動風氣。同百花菜、同吳茱萸食，發痔瘺。同龜鱉肉、麋鹿驢馬肉、蝦子食，傷人。多食，令人暴肥，蓋虛風所致也。頭肉有毒，多食，動風發疾，豬肉毒在首，故有病者忌之。項肉俗名槽頭肉，肥脆能動風。脂膏勿令中水，臘月者歷年不壞。反烏梅、梅子，忌乾漆。腦，味甘，性寒，有毒。《禮記》云：食豚去腦。能損男子陽道，臨房不能行事，酒後尤不可食。今人以鹽酒食豬腦，是引賊入室也。血，味鹹，性平，服地黃、補骨脂、何首烏諸補藥者忌之，能損陽也。同黃豆食，滯氣。心，味甘鹹，性平，多食耗心氣，不可合吳茱萸食。肝，味苦，性溫，豬臨殺驚氣入心，絕氣歸肝，俱不可多食。服藥人勿食。不可合雉肉、雀肉及同魚鱠食，生癰疽。同鯉魚、鯽魚食，傷神。同鵪鶉食，生面䵟[四]。肺，味甘，性微寒。同白花菜食，令人氣滯發霍亂。八月和飴食，至冬發疽。腎，味鹹，性冷，即腰子。久食，令人傷腎少子。虛寒者尤忌。冬月食之，損真氣，發虛壅。胰脂[五]，微毒，男子多食，損陽。豬鼻唇，多食，動風氣。凡花豬、病豬、白蹄豬、自死豬、煮汁黃者為黃鑣豬、肉中有米星為□□，俱不可食。燒肉忌桑柴。凡煮肉同皂莢子、桑白皮、高良薑、黃蠟，不發風氣。得舊籬篾，易熟。煮肉封鍋，入楮實子二三十粒，易爛且香。夏天用醋煮肉，可留數日。煮臘肉將熟，以紅炭投鍋內，則不油薟氣。洗豬肚用麵，洗腸臟用砂糖，能去穢氣。中病豬毒，燒豬屎為末，水服錢許，三次可瘥。過食豬肉傷，燒豬骨為末，水服。或服芫荽汁、生韭汁，或加草果可消。煮硬肉，入山查數顆，易爛。

羊肉　味甘，性熱。反半夏、菖蒲。同蕎麥麵、豆醬食，發痼疾。同醋食，傷人心。同鮓鱠酪食，害人。熱病、疫證、瘧疾病後食之，復發致危。妊婦食之，令子多熱病。頭蹄肉，味甘，性平。水腫人食之，百不一愈。冷病患勿多食。妊婦食羊目，令子睛白。血，味鹹，性平。凡豬羊血食久，鼻中毛出，晝夜長五寸，漸如繩，痛不可忍，摘去復生。唯用乳石、硇砂等分為丸[六]，臨臥服十丸，自落也。服丹石人忌食羊血，十年一食，前功盡亡。服地黃、何首烏諸補藥者忌之。

能解胡蔓草毒。腦，有毒，食之，發風病。和酒服迷人心，成風疾。男子食之，損精氣少子。白羊黑頭，食其腦，作腸癰。羊心有孔者勿食，能殺人。羊肺，三月至五月其中有蟲，狀如馬尾，長二三寸，須去之。不去食之，令人痢下。肝，味苦，性寒。同豬肉及梅子、小豆食，傷人心。同生椒食，傷人五臟，最損小兒。同苦筍食，病青盲。妊婦食之，令子多厄。羊䐗和飯飲久食[七]，令人多唾清水，成反胃，作噎病。凡煮羊肉用杏仁或瓦片，則易爛。同胡桃及萊菔煮，不臊。同竹鼦煮[八]，助味。以銅器煮食，男子損陽，女人暴下。白羊黑頭、黑羊白頭、獨角者，並有毒，食之生癰。中羊肉毒者，飲甘草湯解之。過食羊肉傷者，多食棗子、草果可消。

黃牛肉　味甘，性溫，微毒。食之發藥毒，能病人。牛夜鳴則庮[九]，臭不可食。牛病自死者，血脈已絕，骨髓已竭，不可食之。誤食，令人生疔暴亡，發痼疾、痃癖、洞下、疰病[十]。瘟牛暴死者，不可食。獨肝者有大毒，令人痢血至死。北人牛瘦，多以蚍從鼻灌，故爾。獨肝水牛則無之。啖蛇牛，毛髮白而後順者是也。人乳可解其毒。自死白首者，食之殺人。疥牛，食之發癢。黃牛、水牛合豬肉及黍米酒食，並生寸白蟲。同韭薤食、合生薑食，損齒。勿同栗子食。黑牛白頭者大毒，勿食。水牛肉，味甘，性平，忌同黃牛。患冷人勿食。蹄中巨筋，多食，令生肉刺。牛乳，味甘，性微寒，生飲令人利，熱飲令人口乾氣壅，溫飲可也。不宜頓服[十一]。與酸物相反，令人腹中癥結。患冷氣人勿食。同魚食，成積。同醋食，生瘕。牛脂，味甘，溫，微毒，多食，發痼疾瘡瘍。牛腦，味甘，性溫，微毒。熱病死者，勿食其腦，令生腸癰。牛肝勿同鯰魚食，患風噎涎青。牛腸胃合犬肉、犬血食，病人。服仙茅者食牛肉、牛乳，令斑人鬚髮。服牛膝人，亦忌食之。凡煮牛肉入杏仁、蘆葉，則易爛。煮病牛入黃豆，豆變黑色者，殺人。中疔疥牛毒，用澤蘭根，或甘菊根汁，或豬牙灰水服，或生菖蒲擂酒，或甘草湯解之。豬脂化湯，亦可解毒。

過食牛肉所傷，以稻草和草果煎濃湯，多服可消。牛乃有功於世，仁人君子，必宜戒食。

一 豭（jiā）：公豬。

二 彘（zhì）：作「母豬」解，並不多見。《方言》卷八認為「豭、彘、豕」是各地方言對豬的不同的稱呼。《方言》：「豬，北燕、朝鮮之間謂之豭，關東西或謂之彘，或謂之豕。」

三 豶（fén）：未發情或閹割過的豬。《說文》：「豶，羠豕也。」

四 黚（qián）：淺黃黑色。《說文》：「黚，淺黃黑也。」

五 脠（yí）：豬的胰腺體。《集韻·之韻》：「脠，豕脾息肉。」

六 硇（náo）砂：礦物名，即天然產的氯化銨，可入藥。

七 腯（dǔ）：同「肚」，用作食品的動物的胃。《正字通·肉部》：「腯，同肚。」飯飲：即煮飯時濾出來的米湯。又稱「米飲湯」、「飯飲湯」。

八 鼦（liú）：竹鼠。《說文》：「鼦，竹鼠也，如犬。」《食物本草》：「鼦鼠，食竹根，居土穴中，大如兔，人多食之，味如鴨。」

九 ⿸疒酉（yǒu）：通「庮」。《周禮·天官·內饔》：「辨腥臊羶香之不可食者，牛夜鳴則庮。」鄭注：「庮，朽木臭也。」《廣雅·釋詁一》：「庮，病也。即病之有惡臭者為庮。」

十 洞下：即洞泄，指陰盛內寒所致的泄瀉，食已即泄。《奇效良方·泄瀉門》描述洞泄有心腹痛，大腸切痛，腸鳴食不化，手足厥冷，腳轉筋等症。

十一 頓服：一種服藥法，將藥物一次服下。

【點評】

「以形補形」是老百姓常用的食療方法。雖然食物輔助治療作用值得肯定，但對「以形補形」如何治療疾病或緩解症狀的機理尚無令人信服的解釋，至今仍有不少人持懷疑的態度。民間認為豬腰煲杜仲是治療腎腰痛的保健菜。然而很多腎病患者需要忌食豬腎，因為高蛋白食物會加重腎臟負擔，因此腎病患者應儘量少吃，尤其是有急性腎炎、急慢性腎功能不全或尿毒症的患者，應該禁食。

狗肉　味酸鹹，性溫。服食養生家要忌食狗肉。九月食狗肉會損傷人的精神。狗肉與商陸性相反。狗肉與生蔥、蒜同食，損傷人的精神。狗肉與菱同食，使人生癲疾。白狗與海鮋同食，一定會使人得惡病。狗肉不要炙烤後食用，否則使人得消渴病。孕婦食狗肉，會讓所生的孩子成為啞巴，而且會生蟲。患疫病、熱病後食狗肉，會使人致死。狗肉不要與鯉魚，鱔魚、牛腸同食，會使人多生病。春末夏初的時候瘋狗比較多，要忌食。瘦狗、有病的狗、發狂的狗、突然死亡的狗、無緣無故死亡的狗，都有毒，人食後會致死。懸著蹄子的狗，人食後會損傷人體。

狗腿發紅、脾氣暴躁的狗，脾氣暴躁、眼睛發紅的狗，都不可食用。白狗血和白雞肉、烏雞肉、白雞肝、白羊肉、蒲子羹等同食，都會使人生病。白狗乳與酒一起飲用，有助於人戒酒。狗腎有微毒，《內則》云：食犬去掉腎，狗腎對人體不利。田犬長嘴善於捕獵。吠犬短喙善於看家。身上有虎紋的白犬、白耳朵的黑犬，畜養這樣的狗，能使主家富貴。純白的狗主凶，有青斑的狗能識別且撕咬盜匪。凡過食狗肉導致傷食的人，用二三兩杏仁，帶皮研細，用熱湯二三小杯攪拌均勻，分三次服用，能使積滯的狗肉完全消化掉。狗聰明又很乖巧，有能力護家。吃狗肉對人體沒有好處，人又何必要有吃狗肉的嗜好呢！

馬肉　味辛苦，性冷，有毒。馬肉與倉米、稷米、蒼耳同食，一定會使人得惡病，十有九人會死亡。馬肉與薑同食，會引發氣喘、咳嗽。與豬肉同食，會使人得霍亂。患疥瘡、下痢的人，食馬肉會使疾病加重。孕婦食馬肉，會導致超過預產期而難產。哺乳期的婦女食馬肉，會使小孩患疳疾，形體消瘦。長角的馬、沒有夜眼的馬、青蹄的白馬、黑頭的白馬，都不可食用，食之使人患癲疾。馬鞍下肉色發黑的馬、自然死亡的馬、形狀顏色異常的馬，都有毒，人食後會致死。馬乳，味甘，性冷利，與魚鱠同食，會使人得瘕病。馬肝以及馬鞍下的肉，有大毒，人食後會致死。用馬尾毛刷牙，會使牙齒疏鬆損傷。現在的人大多把馬尾燒成灰用來揩拭牙齒，這樣最容易腐蝕牙齦。馬腦，有毒，人食後會使人發癲疾。馬血，有大毒，生馬血滲入人肉中，過一兩天皮膚就會腫起來，如果侵犯到心臟，會導致死亡。有人剝馬皮時傷了手，馬血滲入人肉，一夜間就會致死。馬肉上的血洗得不乾淨，人食後會生疔腫。馬汗，有大毒，患有瘡瘍的人接觸馬汗、馬的氣息、馬毛、馬尿、馬屎都會導致病情加劇。馬汗滲入瘡瘍內，使人毒氣攻心將要死亡時，燒粟乾灰澆上汁來浸洗瘡瘍，冒出白沫後，毒即可去除。食馬肉中毒後感到心胸懲悶的人，飲清酒可以解毒。飲濁酒則胸悶加劇，或飲蘆根汁、或嚼杏仁、或煎甘草湯，都可以解毒。中馬肝毒的人，把豬骨灰、雄鼠屎、豆豉、狗屎灰、人頭垢放一起，用水沖服，可以解毒。中疔疥馬毒的人，用澤蘭根汁、豬牙灰、甘菊根汁混在一起後加水服下，或用生菖蒲酒來解毒。馬食杜蘅後善於奔跑，食稻穀後腳步沉重，食鼠屎後會腹脹，食雞糞後會長骨眼。用僵蠶、烏梅擦拭馬的牙齒後，馬會絕食，吃桑葉才能解除。掛黃鼠狼皮在馬槽裡，馬也會絕食。遇到死馬骨，馬就停下來不走。用豬槽來餵馬、石灰做成的馬槽、馬汗落在門上，都會使懷孕的馬流產。把獼猴繫在馬廄裡可以辟除馬病。馬頭骨埋在十字路口，適合養蠶。把馬骨浸在水的上游，可以消絕水裡的蜞蟲。

驢肉　味甘，性平。驢肉與荊芥、茶性相反，同食能使人致死。驢肉與荸薺同食，使人筋脈拘急。多食驢肉，使人動風，多食驢的肥肉更加厲害。屢試屢驗。凡是無故死亡的驢、疫病死亡的驢、力氣衰竭病死的驢，都有毒，忌食。長有疥瘡、癩痢、皮膚破爛、身體消瘦的驢，人食後會生疔腫。將熱驢血和麻油一小杯，攪拌後去沫，煮熟，會變成白色，也是一件奇異的事。孕婦食驢肉會導致難產。

驢肉不要與豬肉同食，會損傷元氣。

騾肉　味辛苦，性溫，有小毒。騾，性情頑劣，騾肉對人體沒有益處。多食騾肉使人健忘。孕婦食騾肉會導致難產。騾比驢大，而且比馬健壯，腰的部位最有力量，騾的身體後部有一根鎖骨，不能打開，所以無法生育繁殖。公驢與母馬交配而生的，稱為騾。公馬與母驢交配而生的，稱為駃騠。公驢與母牛交配而生的，稱為馲駧。公牛與母驢交配而生的，稱為䮠騄。公牛與母馬交配而生的，稱為驅驉。現在都統稱為騾了。

狗肉　味酸鹹，性溫。服食人忌食。九月食犬傷神。反商陸。同生蔥蒜食，損人。同菱食，生癲。白犬合海鮋食[一]，必得惡病。勿炙食，令消渴。妊婦食之，令子無聲，且生蟲。疫證及熱病後食之，殺人。勿同鯉魚，鱔魚、牛腸食，令人多病。春末夏初多猘犬[二]，宜忌食。瘦犬、有病、發狂、暴死、無故自死者，有毒殺人。懸蹄犬，傷人。赤股而躁者、氣躁犬目赤者，並不可食。白狗血和白雞肉、烏雞肉、白雞肝、白羊肉、蒲子羹等食，皆病人。白犬乳酒服，能斷酒。犬腎微毒，《內則》云：食犬去腎，不利人也。田犬長喙善獵。吠犬短喙善守。白犬虎紋、黑犬白耳，畜之家富貴。純白者主凶，斑青者識盜而咬。凡食犬肉傷，用杏仁二三兩，帶皮研細，熱湯二三盞拌勻，三次服。能使肉盡消。犬智甚巧，力能護家。食之無益，何必嗜之。

馬肉　味辛苦，性冷，有毒。同倉米、稷米及蒼耳食，必得惡病，十有九死。同薑食，發氣嗽。同豬肉食，成霍亂。患疥瘡下痢者，食必加劇。妊婦食之，令子過月難產。乳婦食之，令子疳瘦。

馬生角、無夜眼、白馬青蹄、白馬黑頭者[三]，並不可食，令人癲。馬鞍下肉色黑，及馬自死者、形色異常者，並有毒，食之殺人。馬乳，味甘，性冷利，同魚鱠食，作瘕。馬肝及鞍下肉，有大毒，食之殺人。刷牙用馬尾，令齒疏損。近人多用燒灰揩拭，最腐齒齦。馬腦，有毒，食之令人發癲。馬血，有大毒，生馬血入人肉中，一二日便腫起，連心即死。有人剝馬傷手，血入肉，一夜致死。馬肉上血洗不淨，食之生疔腫。馬汗，有大毒，患瘡人觸馬汗、馬氣、馬毛、馬尿、馬屎並令加劇。馬汗入瘡，毒攻心欲死者，燒粟乾灰淋汁浸洗，出白沫乃毒去也。食馬肉毒發而心悶者，飲清酒則解。飲濁酒則加，或飲蘆根汁、或嚼杏仁、或煎甘草湯解之。中馬肝毒者，豬骨灰、牡鼠屎、豆豉、狗屎灰、人頭垢並水服可解。中疔疥馬毒者，澤蘭根汁、豬牙灰、甘菊根汁俱水服，或生菖蒲酒解之。馬食杜蘅善走，食稻足重，食鼠屎腹脹，食雞糞生骨眼。以僵蠶、烏梅拭牙，則不食，得桑葉乃解。掛鼠狼皮於槽，亦不食。遇死馬骨，則不行。以豬槽飼馬、石灰泥馬槽、馬汗著門並令馬落駒。繫獼猴於廄，辟馬病。馬頭骨埋於午地[四]，宜蠶。浸於上流，絕水蜞蟲。

驢肉　味甘，性平。與荊芥茶相反，同食殺人。同鳧茈食[五]，令人筋急。多食，動風，脂肥尤甚。屢試屢驗。凡驢無故自死者、疫死者、力乏病死者並有毒，忌食。疥癩及破爛瘦損者，食之，生疔腫。將熱驢血和麻油一盞，攪去沫，煮熟成白色，亦一異也。妊婦食之，令子難產。勿同豬肉食，傷氣。

騾肉　味辛苦，性溫，有小毒。其性頑劣，肉不益人。多食，令人健忘。妊婦食之難產。騾大於驢，而健於馬，其力在腰，其後有鎖骨不能開，故不孳乳[六]。牡驢交馬而生者，騾也。牡馬交驢而生者，為駃騠[七]。牡驢交牛而生者，為馲䭾[八]。牡牛交驢而生者，為䮫𩥇[九]。牡牛交馬而生者，爲驅驉[十]。今俗通呼爲騾矣。

[一] 鮋（yóu）：鮋科魚類的通稱，棲息於近海岩石間。

[二] 猘（zhì）犬：瘋狗。

[三] 夜眼：馬膝上所生皮膚角質塊，可供藥用。《本草綱目·獸一·馬》：「夜眼，在足膝上，馬有此能夜行，故名。主治卒死屍厥，齲齒痛。」

[四] 午地：十字路口。午，縱橫相交。

[五] 鳬茈（fú zǐ）：「荸薺」的古稱。《字彙》：「荸薺，即鳬茈。」

[六] 孳（zī）乳：生育、繁殖。

[七] 駃騠（jué tí）：馬屬，公馬母驢雜交所生。

[八] 馲䮘（zhé mò）：騾屬，公驢母牛雜交所生。

[九] [illegible]（zhāi mēng）：牲畜名，公牛母驢雜交所生。

[十] 驅驉（xū）：也稱為「駏驉」，公牛母馬雜交所生。

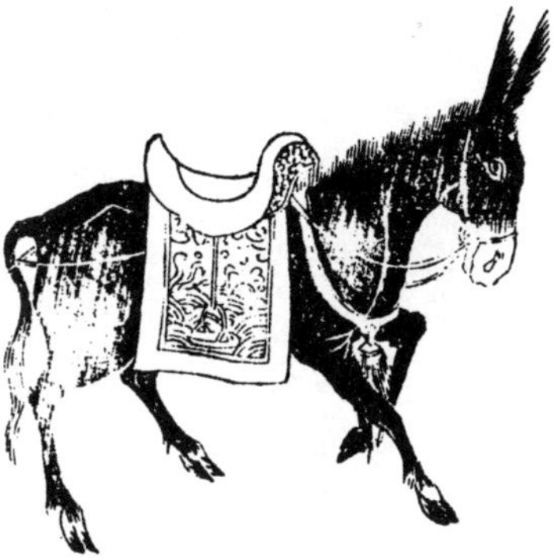

驢

【點評】

每到冬季，中國各地均有用狗肉進補的習慣，因其能溫腎壯陽，輕身益氣。從營養學角度看，狗肉不僅蛋白質含量高，而且蛋白質品質極佳，尤以球蛋白比例大，對增強機體抗病力和細胞活力及器官功能有明顯作用。食用狗肉可增強人的體魄，提高消化能力，促進血液循環，改善性功能。「天上龍肉，地上驢肉」，是人們對驢肉的最高褒揚。從營養學和食品學的角度看，驢肉比牛肉、豬肉口感好、營養高。驢肉是一種高蛋白、低脂肪、低膽固醇肉類。驢肉中氨基酸構成十分全面，八種人體必需氨基酸和十種非必需氨基酸的含量都十分豐富。還含有動物膠等營養成分，能夠很好地調養機體。用驢皮熬製的阿膠，更是養陰補血之佳品。

鹿肉　味甘，性溫。二月至八月不可食鹿肉，否則會使人發冷痛。白色胸脯的鹿、有豹紋的鹿，都不可食用。若鹿肉脯炙烤不動、見水而動、或曬不乾的，人食後都能致死。鹿肉與野雞肉、蒲白、魚、鯰魚、雞肉、生菜、鯽魚、蝦同食，會使人發惡瘡。《禮記》說：食鹿去掉胃。鹿茸不可以用鼻嗅，裡面有小白蟲，人看不見，小蟲從人的鼻孔鑽入，到達額頭，形成蟲顙，吃藥去除，但藥力不能達到這個部位。鹿茸不能靠近男子的陰部，否則會導致陽痿。鹿脂也不能靠近陰部。長期食鹿肉，服藥必定失去藥效，因為鹿常吃解毒草藥的緣故。鹿肉不要與豬肉同食。

麋肉　味甘，性溫。多食麋肉，使人性功能減退，引發腳氣病。孕婦食麋肉，所生的孩子易患目疾。麋肉不可與豬肉、雉肉、魚、雞肉、菰蒲同食，否則引發痼疾。麋肉與蝦、生菜、梅、李同食，會損傷男子精氣。麋脂不能靠近陰部，會導致陽痿。也不可與桃、李同食。《淮南子》說：孕婦看見麋，所生的孩子會有四隻眼睛。

虎肉　味酸，有土的氣味，性熱。正月裡食虎肉，會損傷人的精神。熱食虎肉，損傷人的牙齒。大多數的老虎都是被藥箭射傷而死，吃虎肉的人要小心。把老虎的鼻子懸掛在門正中，第二年取下來熬成碎屑，給婦人食用，就能生貴子。不要讓別人尤其是婦女知道，知道了就不再靈驗。在虎皮、豹皮上睡覺會使人驚恐。虎毛進入瘡瘍，會有大毒。不要用中了藥箭毒的虎骨，否則會損傷人體。虎夜晚視物時，一隻眼睛放光，一隻眼睛看物。虎聲吼如雷，風隨著虎吼而生，使百獸震驚恐懼。虎在立秋以後開始吼嘯，仲冬開始交配，一年只交配一次。虎懷孕七個月才生產，一共有三胎，其中一個是豹。虎捕食獵物時，連跳三次捕不到就會放棄。老虎食狗就會醉，聞到羊角煙就會跑開，因為討厭這種氣味。虎是傷害人類的野獸，但是蝟鼠能制服老虎。智力高低與體形大小無關。

豹肉　味酸，性微溫。正月裡不要食豹肉，會損傷人的精神，縮短人的壽命。食豹肉，會使人性情粗獷豪放，食後馬上就能感覺到這一變化，過一會兒肉被消化後，人才能安靜下來，長期食豹肉也會出現這種情況。豹脂可以調製生髮藥，早上塗抹，晚上就能長出頭髮。廣西南界有一種唼臘蟲，專門吃人的屍體，無法驅除，把豹皮覆蓋在屍體上，唼臘蟲就會害怕不敢再來。

野豬肉　味甘，性平。多食野豬肉，會輕微引動風疾。野豬肉不可與回魚、鯰魚同食。青蹄的野豬肉不可食，服巴豆藥的人，忌食野豬肉。嶺南有一種蟋蟀，形狀像山豬，但是體積很小，善於破壞莊稼。只有在田間放置機軸紡織的工具，蟲才不會靠近。

豪豬肉　味甘，性大寒，有毒。不可多食豪豬肉，否則使人發風，使人體虛弱消瘦，使濕冷病加重。

駝肉及峰脂　味甘，性溫。駝能知曉泉源、水流、風候等情況，凡是地下有水流，人類尚未發現，駝一踏上去就能知道。沙漠地區夏天多熱風，旅行時若遇上就會難逃一死。風快到時，駝必定一起鳴叫，把口鼻埋在沙裡，人就知道熱風快要來了。駝躺著睡覺時，腹不著地，把屈曲的足露出來，稱為明駝，最能走遠路。駝糞焚燒後也像狼煙一樣，垂直上升。駝黃，味苦，性平，微毒。像牛黃但是沒有香味，西北邊地人用它來冒充牛黃，但是它的功效不如牛黃。

熊肉　味甘，性平。十月食熊肉，能損傷人的精神。患寒熱病、積聚病和有痼疾的人食熊肉，會導致疾病終身不能治癒。熊脂，味甘，性微寒。冬天的時候才有，夏天則沒有。用熊脂做燈油，燈煙會損傷人的眼睛，導致失明。熊掌很難煮軟，放入酒、醋、水三樣東西一起煮熟，熊掌就會發得像皮球一樣大，而且容易煮軟。熊膽，春天靠近頭部，夏天在腹部，秋天在左足，冬天在右足。熊行走在山中，必定有蜷伏的地方，稱為熊館。熊討厭惡臭、污穢的東西以及傷殘的東西，捕熊的人把這些東西放在熊穴，熊就把自己關在洞穴中困死。有的熊被荊棘刺所傷，便走出洞穴，用爪子抓撓傷口，深達骨頭，隨即就會死掉。

鹿肉　**味甘，性溫。二月至八月不可食，**發冷痛。**白臆者、豹文者並不可食**[一]。**鹿肉脯，**炙之不動、**及見水而動、或曝之不燥者並殺人。**同雉肉、蒲白、魚、鯰魚、雞肉、生菜、鰤魚、蝦食，**發惡瘡。**《禮記》云：食鹿去胃。鹿茸不可以鼻嗅之，**中有小白蟲，視之不見，入人鼻必爲蟲**顙**[二]，**藥不及也。**不可近丈夫陰，令痿。**鹿脂亦不可近陰。久食鹿肉，服藥必不得力，**爲其食解**毒之草故也。勿同豬肉食。**

麋肉　味**甘，**性溫。多食，令人弱房，發腳氣。妊婦食之，令子目病。不可合豬肉、雉肉、鮠魚、雞肉、菰蒲食，發痼疾。同蝦及生菜、梅、李食，損男子精氣。麋脂不可近陰，令痿。亦不可同桃李食。《淮南子》云：孕婦見麋，生子四目。

虎肉　味酸，作土氣，性熱。正月食虎傷神。熱食虎肉，傷人齒。多有藥箭傷者，食者愼之。虎鼻懸門中，次年取熬作屑，與婦食之，便生貴子。勿令人及婦知，知則不靈。虎、豹皮上睡，令人神驚。其毛入瘡有大毒。虎骨勿用中毒藥箭者，能傷人也。虎夜視，一目放光，一目看物。聲吼如雷，風從而生，百獸震恐。立秋始嘯，仲冬始交，虎不再交。孕七月而生，虎生三子，一爲豹。其搏物三躍不中，則舍之。食狗則醉，聞羊角煙則走，惡其臭也。虎，害人獸，而蝟鼠能制之。智無大小也。

豹肉　味酸，性微溫。正月勿食，傷神損壽。豹肉令人志性粗豪，食之便覺，少頃，消化乃定，久食亦然。豹脂合生髮藥，朝塗暮生。廣西南界有唼臘蟲[三]，食死人屍，不可驅逐，以豹皮覆之，則畏而不來。

野豬肉　味甘，性平。多食，微動風疾，不可同回魚、鯰魚食。青蹄者不可食，服巴豆藥者忌之。嶺南一種懶婦[四]，似山豬而小，善害田禾。唯以機軸紡織之器，置田所，則不復近也。

豪豬肉　味甘，性大寒，有毒。不可多食，發風令人虛羸，助濕冷病。

駝肉及峰脂　味甘，性溫。能知泉源、水脈、風候，凡伏流人所不知，駝以足踏處，即得之。流沙夏多熱風，行旅遇之即死。風將至，駝必聚鳴，埋口鼻於沙中，人以爲驗也。其臥而腹不著地，屈足露明者，名明駝，最能行遠。駝糞亦直上如狼煙。駝黃[五]，味苦，性平，微毒。似牛黃而不香，戎人以亂牛黃，而功不及之。

熊肉　味甘，性平。十月食之傷神。患寒熱積聚痼疾者食之，令終身不除也。熊脂，味甘，性微寒。寒月則有，夏月則無之。然燈煙損人眼，令失光明。熊掌難胹，得酒醋水三件同煮熟，

即大如皮毬，且易軟也。熊膽，春近首，夏在腹，秋在左足，冬在右足。熊行山中，必有跧伏之所[六]，謂之熊館。性惡穢物及傷殘，捕者置此物於穴，則合穴自死。或爲棘刺所傷，出穴爪之至骨，即斃也。

[一] 臆：《廣雅，釋親》：「胸也。」

[二] 顙（sǎng）：額頭。

[三] 唼（shà）臘蟲：蟲名。《太平御覽》卷八九二引《林邑國記》：「西南界有唼臘蟲，食死人肉，豹皮覆屍，畏而不來。」

[四] 懶婦：「蟋蟀」的別名。

[五] 駝黃：即駱駝的膽囊結石。

[六] 跧（quán）伏：即蜷伏。

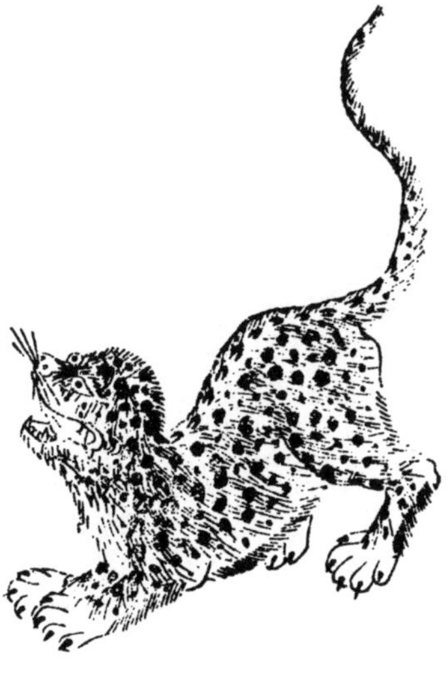

豹

【點評】

鹿肉性溫和，有補脾益氣、溫腎壯陽的功效。鹿肉屬於純陽之物，冬季食用尤為適宜。《紅樓夢》中就有一回描寫蘆雪庵烤鹿肉的場景，正是大雪過後的嚴冬時節。鹿肉具有高蛋白、低脂肪、含膽固醇很低等特點，含有多種活性物質，對人體的血液循環系統、神經系統有良好的調節作用。

山羊肉　味甘，性熱。疫病後忌食山羊肉。孕婦食山羊肉，會使所生的孩子體弱多病，山羊肝尤其不能吃。

羚羊肉　味甘，性平。羚羊角能弄碎佛牙、貘骨、金剛石。羚羊角燒成煙能驅趕毒蛇。

麂肉　味甘，性平。多食麂肉，會引發痼疾。孕婦食麂肉，會導致流產。

獐肉　味甘，性溫。十二月至七月食獐肉，會使人動氣。多食獐肉，使人得消渴病，引發痼疾。消瘦的、有病的人不要食獐肉。獐肉與鴿食同食，會得瘕病。與梅李、生菜、蝦同食，都能使人生病。凡是膽大、豪放的人，吃了獐的心肝，氣勢有所減弱。膽小的人吃了，會更加膽小。

香獐肉　味甘，性溫。南蠻人食香獐肉則不怕中蛇毒。獐肉的肚臍稱為麝香。麝香忌大蒜。麝香不可靠近鼻子，否則會有白蟲鑽入腦，會得癩病。長時間攜帶麝香，透利關節，會使人得怪病，孕婦會導致流產，能消瓜果食積，能避蛇。

豬獾肉　味甘酸，性平。豬獾耳聾，看見人才離開，能在地上打洞，食蟲蟻、瓜果。豬獾耳肉帶有土的氣味。狗獾，性味與貒相同，貒就是豬獾。

兔肉　味甘辛，性寒。兔肉與白雞肉、肝、心同食，會使人面發黃。與獺肉同食，會使人得遁屍病。與薑、橘同食，使人心痛，得霍亂。兔肉不能與鹿肉、鱉肉、芥菜及芥子末同食。十一月至七月食兔肉，會損傷精神和元氣。死後眼睛閉著的兔，人食後會致死。人吃了兔的髖骨，大多會讓人臉上長出髖骨。《內則》說：食兔去掉屁股。因其對人體不利。孕婦不可食兔肉，否則使所生孩子缺唇，還會導致難產。兔子屁股上有孔，小兔子就是從孔中出來的，所以孕婦忌食，並不是只是因為害怕缺唇的緣故。久食兔肉，會使人血脈斷絕，損傷元氣，影響性功能，使人面色萎黃。兔肝也不要與雞芥、胡桃、柑橘同食。

山獺肉　不宜食。山獺的陰莖是重要的補益藥。山獺骨能解藥毒，研末少許敷上，立刻消解。

水獺肉　味甘鹹，性寒。多食水獺肉，能損傷男子陽氣。水獺肉不要與橙子、橘子、雞肉、雞蛋、兔肉同食。水獺肝有毒。各種家畜的肝都有一定的葉數，只有獺肝一個月長一葉，十二月長十二葉，這期間又有退化的肝葉。有的人說獺沒有雌性，可以與猿匹配，所以猿一鳴叫，獺就會等候。

象肉　味甘淡，性平。多食象肉，使人身體沉重。象身上具有百獸的肉，只有鼻子是象本身的肉。象膽乾了，上面會有竹紋斑，光滑細膩。象膽春天在前左腿，夏天在前右腿，秋天在後左腿，冬天在後右腿。象牙類似鼠類的牙，皮也很像，但是鼠皮比較容易開裂。世人只知道燃燒犀牛角可以看見水怪，卻不知道把象牙沉到水裡可以驅逐水怪。夏天配藥的時候，適宜把象牙放在身旁。用象牙來夾煉丹灶，一聽到雷聲就能發光。

豺肉　味酸，性熱，有毒。食豺肉會損傷人的精神，消耗人的脂肪肌肉，使人消瘦。

狼肉　味酸，性熱。《內則》說：食狼去掉腸。否則對人體不利。狼糞燒煙會垂直上升。

山羊肉　味甘，性熱。疫病後忌食。妊娠食之，令子多病，肝尤忌之。

羚羊肉　味甘，性平。其角能碎佛牙、貘骨、金剛石。燒煙走蛇虺也。

麂肉　味甘，性平。多食，發痼疾。妊婦食之，令胎墮。

獐肉　味甘，性溫。十二月至七月食之，動氣，多食，發消渴及痼疾，瘦惡者勿食。同鴿食成瘕，同梅、李、生菜、蝦食，並能病人。凡人心膽粗豪者，以其心肝食之，即減，膽小者食之，愈怯。

香獐肉　味甘，性溫。蠻人食之，不畏蛇毒。臍名麝香。忌大蒜。麝不可近鼻，有白蟲入腦，患癩。久帶其香透關，令人成異疾。能墮胎，消瓜果食積，辟蛇。

豬獾肉　味甘酸，性平。其耳聾，見人乃走，能孔地，食蟲蟻、瓜果。其肉帶土氣。狗獾，性味與猯相同[一]，猯即豬獾。

兔肉　味甘辛，性寒。同白雞肉及肝心食，令人面黃。同獺肉食，成遁屍病。與薑、橘同食，令人心痛、霍亂。忌同鹿肉、鱉肉、芥菜及子末食。十一月至七月食之，傷神氣。兔死而眼合者殺人。食兔髓，多令人面生髓骨。《內則》云：食兔去尻，不利人也。妊婦不可食，令子缺唇，主逆生。兔尻有孔，子從口出，故妊婦忌之，非獨爲缺唇也。久食絕人血脈，損元氣陽事，令人痿黃。兔肝亦勿與雞芥、胡桃、柑橘同食。

山獺肉　不宜食。其陰莖爲補助要藥，骨解藥毒，研少許敷之，立消。

水獺肉　味甘鹹，性寒。多食，消男子陽氣。勿同橙橘、雞肉、雞子、兔肉食。其肝有毒。諸畜肝皆有定數，唯獺肝一月一葉，十二月十二葉，其間又有退葉。或云獺無雌，以猿爲匹，故猿鳴而獺候。

象肉　味甘淡，性平。多食，令人體重。象具百獸肉，唯鼻是其本肉。象膽乾了，上有竹文斑光膩。春在前左腿，夏在前右腿，秋在後左腿，冬在後右腿。牙近鼠類，鼠皮則裂。世人知然犀可見水怪[二]，而不知沉象可驅水怪。夏月合藥，宜置象牙於傍。合丹灶

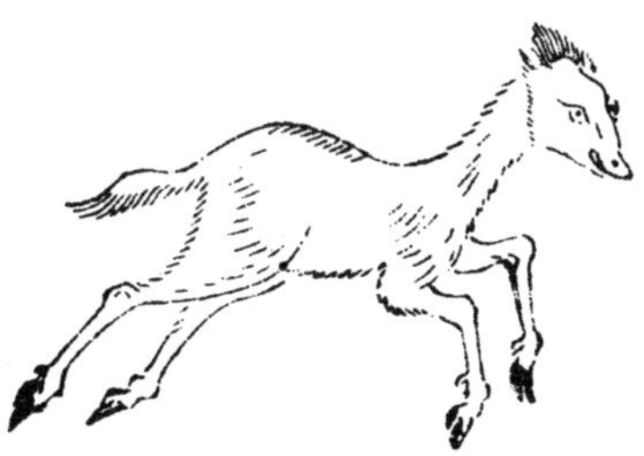

麝

以象牙夾灶[三]，得雷聲乃能發光。

貒肉　味酸，性熱，有毒。食之損人精神，消人脂肉，令人瘦。

狼肉　味酸，性熱。《內則》云：食狼去腸，不利人也。其糞燒煙直上。

[一] 貒（tuān）：即豬獾，形似小豬，體肥遲鈍，穴居，有尖嘴，食蟲類。

[二] 然：同「燃」。

[三] 丹灶：道士煉丹的灶。

【點評】

兔肉質地細嫩，味道鮮美，營養豐富，與其他肉類相比較，食後極易被消化吸收。兔肉屬於高蛋白質、低脂肪、少膽固醇的肉類，有「葷中之素」之稱。兔肉富含卵磷脂，有健腦益智的功效。兔肉中含有多種維生素和八種人體所必須的氨基酸，其中含有較多人體最易缺乏的賴氨酸、色氨酸。

狐肉　味甘，性溫，有小毒。《禮記》說：食狐去掉頭。因為會傷害人體。人突然死亡，馬上取雄狐膽，研碎後，用溫水灌入喉嚨，會立刻活過來。超過一定時間的人無法搶救。

狸肉　味甘，性溫。正月裡不要食狸肉，會損傷人的精神。狸肉反藜蘆、細辛。食狸要去掉脊柱，否則對人體不利。狸的種類很多，性味相同。

家貓肉　味甘酸，性溫。肉的味道不好，也不被當作食品。養貓以外形像虎、牙齒鋒利、尾巴長、腰短、眼睛像金銀、上齶多稜的為好。貓的眼睛可用來確定時辰，子、午、卯、酉時眼睛像一條線，寅、申、巳、亥時眼睛像滿月，辰、戌、丑、未時眼睛像棗核。貓的鼻端經常是冷的，只有夏至那一天才是暖的。貓性畏寒，不怕熱，能在畫定的範圍內預測老鼠的活動，從而捕捉到老鼠，並根據月旬的不同而捕食老鼠。貓懷孕兩個月就能生產。貓有疾病時，給貓灌烏藥水即可痊癒。

貉肉　味甘，性溫。貉越過汶水就死，這是地氣不同所導致的結果。貉的耳朵也是聾的，與貛猯性味相同。

野馬肉　味甘，性平，有小毒。人食野馬肉沒有益處。野馬肉與家馬肉一樣，只是落在地上不會沾上沙子罷了。

犀肉　味苦酸鹹，性寒。孕婦不要吃，能消胎氣。凡是毒蛇毒蟲比較多的地區，飲食中用犀角攪拌一下，有毒的話就會冒白沫。用犀角煮毒藥，毒性就會化解。犀角忌鹽。

老鼠肉　味甘，性熱。誤食鼠骨能使人消瘦。鼠的唾液有毒，如果飲食收藏得不嚴實，老鼠的唾液掉進去，人食後會使人生鼠瘺，或頭髮呈金黃色。鼠糞有小毒，混入飲食中被人誤食，會使人眼睛發黃，形成黃疸。老鼠啃齧過的剩殘食物，人不能食用。

土撥鼠肉　味甘，性平。雖然肥壯但是煮好沒有油味。多食土撥鼠肉，會難以消化，使人微微動風。

貂鼠肉　味甘，性平。貂鼠的毛皮冬天可以拿來做成衣服穿，遇到風更加暖和，沾水也不會濕，碰到雪馬上就消融，從臉上拂過就像火焰一樣溫暖。如果被塵沙迷了眼睛，拭一下眼睛異物立刻出來。靠近火則毛容易脫落。

黃鼠肉　味甘，性平。以前被供為上品，現在不怎麼珍重。多食黃鼠肉會使人發瘡。

黃鼠狼肉　味甘，羶臭，性溫，有小毒。不能食用。

蝟肉　味甘，性平。誤食蝟骨，使人瘦弱，身體各關節漸漸變小。

各種有毒的肉　自然死亡後頭朝著北方的六畜、帶有龍形的各種牲畜、自然死亡口不閉上的六畜、得疫病疔疥死亡的六畜、尾巴分岔的獸類、紅色足的畜類、各種畜肉中有米星、兩個頭的獸、肝青色的禽獸、中毒及藥箭射死的各種獸、肉脯沾上屋漏水、米缸中的肉脯、熱血不斷的六畜肉、自己會動的祭祀用肉、各種放了一夜沒有煮的肉、五臟碰到草會自己動的六畜、曬不乾的肉脯、不縮水的生肉、鹽醋醃後不變色的六畜肉、煮熟後不縮水的肉、煮不熟的肉、掉在地上不沾灰塵的六畜肉、落到水裡會浮上來的肉、用密閉容器裝起來不透氣的肉汁、用乳酪煎的肉、狗都不吃的六畜肉，以上這些肉都不可食，人食後輕一點會生病，生癰腫疔毒，重則會致死。各種動物的腦，人食後都會損傷陽氣，滑泄精液。經過一個夏天的臭肉脯，人食後易陽痿，得水腫病。各種動物脂肪用來點燈，會損傷人的眼睛。春天不食肝，夏天不食心，秋天不食肺，冬天不食腎，四季都不食脾。

解各種肉毒的方法：伏龍肝末、本畜乾屎末、黃柏末、赤小豆燒成末、房屋東邊牆壁上的土末、頭垢一錢，能使中畜肉毒而昏死過去的人蘇醒。還有白扁豆末，加在一起用水服下。飲人乳汁，或服用豆豉汁，也能解毒。如果食中藥箭毒的畜肉，用大豆煎汁或鹽湯來解毒。食肉不消化，就喝這種肉的肉汁，或者吃這種動物的腦，馬上就能消食。

狐肉　味**甘**，性**溫**，有小毒。《**禮記**》云：**食狐去首。爲害人也。人卒暴亡，即取雄狐膽，溫水研灌，入喉即活。**移時者無及矣。

狸肉　味**甘**，性溫。**正月勿食，傷神。反藜蘆**、細辛。**食狸去正脊，不利於人。狸類甚多，性味相同。**

家貓肉　味甘酸，性溫。肉味不佳，亦不入食品。畜之者以虎形利齒，尾長腰短，目如金銀，上齶多稜者爲良[一]。其睛可定時辰，子午卯酉如一線，寅申巳亥如滿月，辰戌丑未如棗核也。其鼻端常冷，唯夏至一日則暖。性畏寒，不畏暑，能畫地蔔食，隨月旬上下齧鼠。其孕兩月而生。貓有病，以烏藥水灌之，可愈也。

貉肉　味甘，性溫。貉逾汶即死，土氣使然也。其耳亦聾，與獾猯性味相同。

野馬肉　味甘，性平，有小毒。食之無益。如家馬肉，但落地不沾沙耳。

犀肉　味苦酸鹹，性寒。妊婦勿服，能消胎氣。凡蠱毒之鄉，飲食中以角攪之，有毒則生白沫。以之煑毒藥，則無毒也。忌鹽。

老鼠肉　味甘，性熱。誤食鼠骨，能令人瘦。鼠涎有毒，若飲食收藏不密，涎墜其中，食之令人生鼠瘺，或發黃如金。鼠糞有小毒，食中誤食，令人目黃成疸。被鼠食殘之物，人忌食之。

土撥鼠肉　味甘，性平。雖肥而煑之無油味。多食，難克化，微動風。

貂鼠肉　味甘，性平。其毛皮寒月服之[二]，得風更暖，著水不濡，得雪即消，拂面如焰。塵沙迷目，拭眯即出[三]。近火則毛易脫。

黃鼠肉　味甘，性平。昔爲上供，今不甚重之。多食，能發瘡。

黃鼠狼肉　味甘，羶臭，性溫，有小毒。不堪食。

蝟肉　味甘，性平。誤食其骨，令人瘦劣，諸節漸小。

諸肉有毒　六畜自死首北向、諸畜帶龍形、六畜自死口不閉、六畜疫病疔瘡死、獸歧尾、諸獸赤足、諸畜肉中有米星、獸並頭、禽獸肝青、諸獸中毒及藥箭死、脯沾屋漏、米甕中肉脯、六畜肉熱血不斷、祭肉自動、諸肉經宿未煮、六畜五臟著草自動、脯曝不燥、生肉不斂水、六畜肉得鹹酢不變色、肉煮熟不斂水、肉煮不熟、六畜肉墮地不沾塵、肉落水浮、肉汁器盛閉氣，乳酪煎膾、六畜肉與犬不食者[四]，以上並不可食，殺人。輕則病人，生癰腫疔毒。諸腦損陽滑精。經夏臭脯痿人陰，成水病。諸脂然燈損目。春不食肝，夏不食心，秋不食肺，冬不食腎，四季不食脾。

解諸肉毒　伏龍肝末、本畜乾屎末、黃柏末、赤小豆燒末、東壁土末、頭垢一錢，起死人[五]，白扁豆末並水服。飲人乳汁，豆豉汁服之，亦能解之。藥箭毒，以大豆煎汁或鹽湯。食肉不消，還飲本汁，或食本獸腦即消。

[一] 齶（è）：口腔的頂壁，即上齶。

[二] 服：做衣服穿。

[三] 眯（mí）：物入目中。

[四] 六畜指馬、牛、羊、豬、狗、雞六種家畜。曝：疑作「曝」。酢（cù）：酸味。

[五] 死人：指中畜肉毒而昏死過去的人。

【點評】

作者指出：「春不食肝，夏不食心，秋不食肺，冬不食腎，四季不食脾。」這是因為肝屬木旺於春季，心屬火旺於夏季，肺屬金旺於秋季，腎屬水旺於冬季，脾屬土旺於四季。在春季人的肝氣旺，而中醫又有「以臟補臟」的說法，吃動物的肝臟，可能導致肝氣亢盛，於人體不利。其餘季節的有關宜忌可由此類推。

【附錄】

《飲食須知》食物藥物相配禁忌表

冰	黃連、胡黃連、大黃、巴豆
屋漏水	脯肉
粳米	馬肉、蒼耳
糯米	雞肉、雞蛋
稷米	瓠子、附子、烏頭、天雄、馬肉
黍米	葵菜、牛肉、白酒
丹黍米	蜂蜜、葵菜
粟米	杏仁
小麥	粟米、枇杷
濕麵	土茯苓、威靈仙、當歸
蕎麥	豬肉、羊肉、野雞肉、黃魚、諸礬

黑大豆	豬肉、蓖麻子、厚朴
小青豆、赤白豆	魚、羊肉
綠豆	榧子、鯉魚
蕨粉	莧菜
韭菜	蜂蜜、牛肉
薤	牛肉、蜂蜜
蔥	蜂蜜、棗、野雞肉、雞肉、犬肉、雞蛋、楊梅、地黃、何首烏、常山
胡蔥	青魚
小蒜	魚鱠、雞蛋、蜜
大蒜	青魚鮓、鯽魚、蜜、雞肉、雞蛋、狗肉，一切補藥及地黃、牡丹皮、何首烏、香獐肉、茄子
菘菜	甘草、蒼朮、白朮
芥菜	鯽魚、兔肉、鱉肉、雞肉
莧菜	蕨粉、鱉
萊菔根（蘿蔔）	地黃、何首烏諸補藥

芫荽	邪蒿、豬肉，一切補藥及白朮、牡丹皮
葵菜	黍米、鯉魚及魚鮓、砂糖
茭白	生菜、蜂蜜、巴豆
白花菜	豬心、豬肺
薺菜	麵、丹石
竹筍	羊肝、鷓鴣肉
蘆筍	巴豆
乾筍	砂糖、鱘魚、羊心、羊肝
荊芥	驢肉、無鱗魚、黃顙魚、蟹
南瓜	羊肉、豬肝、赤豆、蕎麥麵
菜瓜	牛乳、魚鮓
木耳	野雞肉、野鴨、鵪鶉
土菌	野雞肉、鵪鶉
紫菜、海帶	甘草

李子	蜜、雀肉、雞肉、雞蛋、鴨肉、鴨蛋、漿水、麋肉、鹿肉、獐肉、白朮、蒼朮
桃子	鱉肉、白朮、蒼朮
棗子	蜜、諸魚、鱉、蟹
柿子	蟹、鱉肉
梅子	黃精、豬肉、羊肉，麋肉、鹿肉、獐肉
榲桲	車螯
石榴	藥物
橘子	螃蟹、獺肉、檳榔
橙子	猸肉、檳榔
枇杷	麵食、炙肉
胡桃肉	野雞、野鴨
銀杏	鰻鱺
松子	胡羊肉
蓮花	地黃、蔥、蒜、桐油
菱	蜂蜜、狗肉

茨菇	吳茱萸
甜瓜	油餅
西瓜	油餅
甘露子	諸魚
黃精	水蘿蔔、梅子
庵羅果	大蒜
鹽	甘遂
黑砂糖	鯽魚、葵菜、筍
桂皮	生蔥、石脂
茶	榧子、威靈仙、土茯苓、使君子
酒	牛肉、乳、胡桃、豬肉、芥
燒酒	薑、蒜、狗肉
醋	茯苓、丹參、葶藶等諸藥，蕈菜、芹菜
醬	葵、藿、鯉魚、魚鮓、甘遂
飴糖	豬心、豬肺、半夏、菖蒲

乳酪	魚鮓、醋、鱸魚、枸杞苗、白苣菜
魚鱠	乳酪、諸瓜、豬肝
魚鮓	胡荽、葵菜、豆藿、麥醬、綠豆、赤小豆、蒜
生薑	豬肉、牛肉、馬肉、兔肉
鯉魚	狗肉、豆藿、葵菜、天門冬、紫蘇、龍骨、朱砂
鯉魚子	豬肝、雞肉、雞蛋
鯽魚	蒜、砂糖、芥菜、雞肉、野雞肉、鹿肉、猴肉、豬肝、麥門冬
鯖魚	生胡荽、麥醬、豆藿、生葵菜、白朮、蒼朮
白魚	棗
回魚	野豬肉、野雞肉、鹿肉
鯊魚	甘草
鱔魚	狗肉、狗血、菠菜
鱸魚	黃魚、蕎麥麵、荊芥
鱘魚	筍乾
鯰魚	牛肝、野豬肉、野雞肉、鹿肉、荊芥

黃顙魚	荊芥
河豚	荊芥、菊花、桔梗、甘草、附子、烏頭
鱉肉	豬肉、兔肉、鴨肉、芥子、莧菜、桃子、鴨蛋、雞蛋
龜肉	豬肉、菰米、瓜莧
螃蟹	橘、棗、荊芥、柿子
淡菜	丹石
蝦肉	鹿肉、獐肉、豬肉、雞肉
紫荊花	魚羹
鴨肉	鱉肉、李子
雞肉	葫、蒜、芥、李、兔肉、狗肝、狗腎、野雞、鱉肉
雞蛋	蔥、蒜、韭、鱉肉、獺肉、兔肉、鯉魚、糯米、魚鱠、乾薑
野鴨	胡桃、木耳、豆豉
野雞	蕎麥麵、菌蕈、木耳、胡桃、鹿肉、豬肝、鯽魚、鯰魚、回魚、磨菰蕈
雀肉	白朮、蒼朮
鶉肉	豬肝、木耳、菌子

雉肉	蕎麥麵、豆豉
豬肉	梅子、烏梅、桔梗、黃連、胡黃連、甘草、牛肉、兔肉、羊肝、雞蛋、鯽魚、黃豆、葵菜、蕎麥、生薑、胡荽、蒼耳、百花菜、吳茱萸、龜肉、鱉肉、麋肉、鹿肉、驢肉、馬肉、蝦子
豬脂膏	烏梅、梅子、乾漆
豬血	地黃、補骨脂、何首烏諸補藥，黃豆
豬心	吳茱萸
豬肝	諸藥、野雞肉、雀肉、魚鱠、鯉魚、鯽魚、鵪鶉
豬肺	白花菜、飴糖
羊肉	蕎麥麵、豆醬、醋、鮓鱠酪
羊血	丹石、地黃、何首烏諸補藥
羊肝	豬肉、梅子、小豆、生椒、苦筍
羊䐗	米飯
牛肉	豬肉、黍米酒、韭菜、薤、生薑、栗子、仙茅、牛膝
牛乳	魚、醋、仙茅、牛膝
牛肝	鯰魚

牛腸胃	狗肉、狗血
狗肉	商陸、生蔥、蒜、菱、海鮋、鯉魚、鱔魚、牛腸
白狗血	白雞肉、烏雞肉、白雞肝、白羊肉、蒲子羹
馬肉	倉米、稷米、蒼耳
馬乳	鱠魚
驢肉	荊芥、豬肉、荸薺
鹿肉	野雞肉、蒲白、魚、鯰魚、雞肉、生菜、鯽魚、蝦
麋肉	豬肉、雉肉、魚、雞肉、菰蒲、蝦、生菜、梅、李、桃
野豬肉	回魚、鯰魚、巴豆
獐肉	梅、李、生菜、蝦、鵓鴿肉
兔肉	白雞肉、白雞肝、白雞、獺肉、薑、橘、鹿肉、鱉肉、芥菜
兔肝	雞芥、胡桃、柑橘
水獺肉	橙橘、雞肉、雞蛋、兔肉
狸肉	藜蘆、細辛

養生經典系列

飲食寶典

《飲食須知》飲食宜忌的專著

錢超塵 主編
【元】賈銘 撰
張如青 丁媛 評注

責任編輯 程豐餘
書籍設計 黃沛盈

出版 天健出版社
香港北角英皇道四九九號北角工業大廈二十樓
NATURAL HEALTH PRESS
20/F, North Point Industrial Building,
499 King's Road, North Point, Hong Kong

香港發行　香港聯合書刊物流有限公司
香港新界大埔汀麗路三十六號三字樓

印　刷　中華商務彩色印刷有限公司
香港新界大埔汀麗路三十六號十四字樓

版　次　二〇一三年五月香港第一版第一次印刷

規　格　特十六開（150mm×210mm）二三二面

國際書號　ISBN 978-962-8823-33-8